中公新書 2519

松田 純著

安楽死・尊厳死の現在

最終段階の医療と自己決定

中央公論新社刊

はじめに

超高齢社会に突入し、これからは「多死社会」だと言われている。これまでは死について語ることはタブーだった。ところが、いまや「終活ブーム」である。「最期」や「看取り」、成年後見、相続、葬儀や墓などの話題が尽きない。

安楽死や尊厳死も話題になる。誰もが避けることができない最期、その前に直面する人生の最終段階の医療。どのような死を迎えることができるのかは無関心でいることができないテーマである。本書では、安楽死からこの問題に迫ってみたい。

まず用語が問題になる。一般には、「積極的安楽死」と「消極的安楽死」という区分が広く普及している。積極的安楽死とは、患者に致死薬などを投与し死なせる行為である。消極的安楽死とは、治療を中止して患者が死ぬに任せることと説明される。

この区分は広く普及している。だが現時点でこれらの用語法が適切かどうか、私は疑問を持っている。しかし、これらの用語は長い期間にわたって、世界的にも用いられてきたものである。日本では裁判の判決文でも使われている。そのため、まったく無視することはできない。しかし、本書ではこれらの用語を使う必要性はあまり感じなかった。本書を読んでいくうえでは、以下の三つの区別を念頭に置いてほしい。

①狭義の安楽死――具体的には、医師が患者に致死薬を注射して患者の生命を終結させる行為などをさす。

②医師による自死介助――医師が直接、患者に致死薬を投与するのではなく、患者に致死薬を処方し、患者が自らそれを服用して、生命を終結させることなどをさす（「など」としたのは、服用でない形もあるため）。

①と②を合わせて、広義の「安楽死」という用法がオランダなどでは使われている。

③生命維持治療の中止――「消極的安楽死」とも呼ばれてきたものであるが、あくまで臨床上の方針として、生命を維持するためのさまざまな治療を中止することあるいは開始しないことをさす。

さて、本書について少し触れておく。

序章では、導入として身近にあった日本の安楽死事件と裁判の判決を追っていく。病に苦しむ父や母の求めに応じて死に至らしめた子どもたちから、患者家族の要望で処置を行った医師たちまで、彼らが事件に至った経緯や司法の場でどのように裁かれたのかを追う。実はこうした安楽死は、緩和医療薬学の進展でいまや過去のものになりつつある。

第1章では、二〇〇二年に世界で初めて広義の安楽死が合法化され、いまや年に六〇〇〇人を超える安楽死が実施されているオランダの実態を描く。どのように法が制定され、どのような過程を経て安楽死が認められるのか、さらには対象が拡大している問題を描く。オランダは安楽死の合法化の歴史が最も長いため、とくに注目したい。

第2章では、ベルギー、ルクセンブルク、カナダを取り上げる。オランダと同時期に安楽死法が合法化され、年に二〇〇〇人を超える安楽死が行われるベルギー。安楽死に「最も寛容な国」と言われるこの国のオランダとも違う実態を中心に記す。

第1、第2章で取り上げる国や地域は、法のもとで厳格に運用しようとする努力が見られる。だが、適用の拡大解釈などの問題に直面し、「すべり坂」（公共政策化すると、障害などを抱えた弱い立場にある人が、本人の意思に反して、家族や社会の負担とされ、被害を受ける可能性が増大すること）への懸念も生まれている。

〝先進国〟オランダが直面する大きな問題は、認知症の人の安楽死である。以前に意思表明した事実さえ忘れ、あるいは「安楽死」の意味さえ理解できなくなった人に、安楽死を実行できるのかという難問である。二〇一六年には、ついにある事件が明るみに出て、オランダは揺れている。これらのことなどを考える素材としたい。

第3章では、医師による直接の安楽死は認めないものの、致死薬の処方などによって、一定の条件下で自殺介助が許容されている国と地域を追う。米国では各州で拡大しつつあるが、その最初であったオレゴン州の実情を描く。さらに特別な法を制定しないまま自殺介助を容認しているスイスの状況をみる。スイスでは、自殺介助を外国人にも開放しているため、「自殺ツーリズム」という現象が生まれている。この実態についても考察する。

第4章では、治療方針の決断を迫られる臨床現場を見据えて、生命維持措置の中止を含む人生の最終段階の医療について考える。日本では「安楽死」と区別して、生命維持装置の中止を「尊厳死」と呼ぶことが一般的であるが、この用法は世界のなかでは特異である。世界的には、安楽死や自殺介助も含めて「尊厳死」と呼ぶ。

現在、患者の意思決定の困難を克服する手立てとして事前指示書（アドバンス・ディレクティブ）を法的に位置づけ制度化するいわゆる「尊厳死法案」が日本では用意されている。だがその運用にはさまざまな難問がある。事前指示書を補う新たな実践を描き、日本で「尊厳死法」の法制化が必要か、また人生の最終段階における医療に関する法制化が必要だとすれば、どのような形が望ましいのかを考える。

第5章では、安楽死と自殺について、古代ギリシア・ローマから近世、近代、さらには現代日本での自己決定による安楽死論に至るまで思想の歴史の流れから考える。

二一世紀現在、自己決定に基づく死ぬ権利が強調される。しかし、安楽死は思想史のなかでは、自己決定に基づく「死ぬ権利」と、病気で苦しんでいる人を思いやって死なせてあげること、さらには、彼らは社会の負担であるから世界から退場してもらうということが、絡み合いながら論じられてきた。自発的な安楽死と非自発的な安楽死の区別を堅持していくことは、そう容易なことではない。このことが思想の歴史から垣間見えてくるはずだ。

終章では、安楽死を求める心情を、別の視点からとらえ直す。そのためにまず、自律(自己決定)および自立と依存の関係を問う。現代医療ではインフォームド・コンセント(医療者からよく説明を受けて十分理解したうえで、患者自らの意思で治療方針などに同意すること)が重視され、患者の自律=自己決定の尊重は重要な原則となっている。しかし、人間は非自律的な存在として産み落とされ、途中に「自律的な人生」と思われる時期もあるが、再び非自律的な状態となって生を閉じる。「自律した人間」のみを基本モデルとした医療倫理の限界、そして新たなあり方について論じたい。

現代の安楽死では、治らない病気による苦痛・苦悩が要件になる。治らない病気の対極に位置するのは、WHO(世界保健機構)が定義する「完全な良い状態」としての「健康」である。この健康観の再検討を通じて、安楽死や医療の使命についてとらえ直してみる。

本書によって、超高齢社会を迎えた日本のなかで、多角的な視点から人生の最終段階における医療のあり方をとらえ直す機会になれば幸いである。

目次

はじめに　i

序章　肉体的苦痛の時代――戦後日本の事件と判決……3

第1章　安楽死合法化による実施――世界初のオランダの試み……13

1　続発した安楽死事件――21世紀初年の法成立まで　13

2　「死の医療化」の実態――年間6000人、全死亡者の4.4%へ　21

3　精神的苦痛の拡大解釈へ――精神疾患と認知症　30

第2章　容認した国家と州――医師と本人による実施……49

1　安楽死に「最も寛容な国」ベルギー――子どもの〝死〟の容認　49

2　ルクセンブルク――国家元首の反対、憲法改正による導入　65
3　医師以外の実施も認めたカナダ　72

第3章　介助自殺を認めた国家と州――医師による手助けとは……81
1　オレゴン州の尊厳死法――米国内の拡大の流れ　81
2　民間団体に委ねたスイス――法規制の断念と「自殺ツーリズム」　89

第4章　最終段階の医療とは――誰が治療中止を決めるのか……101
1　特異な日本の「尊厳死」――安楽死と何が違うのか　102
2　事前指示書からアドバンス・ケア・プランニングへ　113
3　日本で法制化は必要なのか　138

第5章 安楽死と自殺の思想史——人類は自死をどう考えてきたか…… 149
1 キリスト教からの脱却——古代から近世 149
2 ダーウィンからナチスへ——優生思想の台頭、国家の介在 164
3 自己決定権の時代——自死の権利は基本的人権か 203
終章 健康とは何か、人間とは何か——求められる新しい定義…… 211
1 「自律的な存在」モデルの限界——岐路に立つ生命倫理学 212
2 「完全に良い状態」の終焉——変更を迫られる医療目的 218
あとがき 231
主要参考文献 244

安楽死・尊厳死の現在

——最終段階の医療と自己決定

凡例

・引用の出典、事実関係の典拠は、本文中の（　）内に記した。副題を省略した箇所がある。本書の参考文献に十分な書誌情報を掲げたのでそちらで確認されたい。
・洋書の引用については、邦訳があるものについては大いに参考にしたが、地の文とのつながりで一部変更した箇所がある。ご了承頂きたい。
・引用文中の（　）は言い換えや説明、〔　〕は著者による補足である。文意を歪めない範囲で表現に微細な変更を加えている点をご了承頂きたい。
・引用文中の傍点は引用者による。
・引用文中には現在では不適切な表現があるが、歴史用語としてそのまま引用した。ご理解頂きたい。
・一ユーロは一三〇円、一スイスフランは一一五円で換算した。
・自殺幇助と自死介助について
　・「幇助」は助ける、手伝うという意味である。だが今日では、犯罪を手伝う「従犯」にもっぱら使われる。そのため犯罪の意味合いを込めない場合は、「介助」とする。刑法の文脈で言及するところでは自殺幇助とする。
　・自殺と自死は同義であるが、オランダでは、飛び込み自殺などの自殺一般に対して、安楽死法で定められた医師の介助による自死を価値的にも分ける傾向がある。それゆえ「自死介助」という語を主に用いる。
　・スイスは特別な法を定めずに刑法の自殺幇助罪の解釈によって、自殺の介助を正当化しているので、ここでは自殺介助とする。
　・いくつかの言い換えを用いるが、行為の実体は変わらない。
・敬称は略した。

序章　肉体的苦痛の時代――戦後日本の事件と判決

安楽死はラテン語euthanasia《エウタナーシア》（英語も綴りは同じ。ドイツ語Euthanasie《オイタナジー》、フランス語euthanasie《ユウタナズィ》）の訳語である。古代ギリシア語に由来し、euは「よく」（副詞）、thanatosは「死」を意味するから、「よき死」ということになる。

苦痛のない速やかな死、安らかな死、人生を全うしたうえでの死、名誉の戦死などを意味する。古くは、紀元前五世紀の喜劇に用例が見られるという（『よき死』）。古代ギリシアでは、「よき死」は「よき生」（よき人生の実現）と不可分であり、「よき死」は哲学の課題であって、医学の課題ではなかった。また、自死への介助や要請に基づく生命の終結などの意味合いはなかった。

現代では、「安楽死」は、助かる見込みのない病人を、本人の希望に従って、苦痛の少ない方法で死に至らせることを意味する。

『高瀬舟』──安楽死論争の日本への紹介

一九世紀に始まるヨーロッパにおける安楽死論争を日本に初めて紹介したのは、森鷗外（一八六二～一九二二）である。安楽死をテーマとした小説『高瀬舟』（一九一六年）は著名である。鷗外は執筆意図を「高瀬舟縁起」（一九一六年）で、こう記している。

ここに病人があって死に瀕《ひん》して苦《くるし》んでいる。それを救う手段は全くない。傍《そば》からその苦むのを見ている人はどう思うであろうか。縦令《たとい》教《おしえ》のある人でも、どうせ死なくてはならぬものなら、あの苦みを長くさせておかずに、早く死なせて遣りたいという情は必ず起る。

ここに麻酔薬を与えて好いか悪いかという疑が生ずるのである。その薬は致死量でないにしても、薬を与えれば、多少死期を早くするかも知れない。それゆえ遣らずにおいて苦ませていなくてはならない。従来の道徳は苦ませておけと命じている。

しかし医学社会には、これを非とする論がある。即《すなわ》ち死に瀕して苦むものがあったら、楽に死なせて、その苦を救ってやるが好いというのである。これをユウタナジイという。楽に死なせるという意味である。高瀬舟の罪人は、丁度それと同じ場合にいたように思われる。私にはそれがひどく面白い。

こう思って私は「高瀬舟」という話を書いた。『中央公論』で公《おおやけ》にしたのがそれである。

死に瀕して苦しんでいる者に対して死期を早める措置をめぐって、これを容認する意見が医学界にあり、「従来の道徳」と対立が生じていると述べている。「ユウタナジイ」という安楽死を意味するフランス語があげられているように、これは西洋の医学界での論争でもあった。鷗外は一八八四年から八八年までドイツに留学しているが、西洋の安楽死論争については、帰国後、西洋の医学雑誌から知った可能性がある。

「高瀬舟」は小説であるが、これより一八年前に、鷗外は「甘瞑《かんめい》の説」（一八九八年）という短い論説を発表している。これは、当時ベルリンの医師であったマルティン・メンデルゾーン（一八六〇〜一九三〇）の「安楽死について」（一八九七年）の要約的翻訳である（「森鷗外『甘瞑の説』とマルティン・メンデルゾーン「安楽死について」の比較考察」）。鷗外の「甘瞑《かんめい》の説」と「高瀬舟」は、当時のヨーロッパにおける安楽死の問題をいち早く日本に紹介したものと言える。

戦後、事件化した安楽死

日本で具体的に安楽死の問題が社会的に取り上げられるようになるのは戦後になってからである。以下、話題となった事件と司法での判決を見ていこう。

一九四六年、大きく注目された安楽死事件が起こった。成吉善事件と呼ばれるものである。脳出血で全身不随の母（当時五六歳）の求めに応じて、息子・成吉善《ソンギルソン》が青酸カリを飲ませて殺害した事件である。前年に父が単身、朝鮮に引き上げたのち、病状が悪化し、帰国の望みも絶たれ「早く楽にしてくれ」と懇願する母の心中を息子は察して、青酸カリ溶液を母に飲ませ、死に至らしめた。

東京地裁は、嘱託《しょくたく》殺人罪（刑法二〇二条）で、懲役一年、執行猶予二年の刑を下した（一九五〇年四月一四日）。犯行当時、母は疾病《しっぺい》により激烈な肉体的苦痛に苦悩していたとは認めがたく、むしろ、帰国の望みを絶たれて、失意落胆して死を嘱託した。疾病による肉体的苦痛が激烈でない以上、精神的苦痛を取り除くため死を引き起こす行為があっても、これを正当行為とすることができないと裁判所は判断した（『安楽死・尊厳死・末期医療』）。

一九六一年には、山内事件と呼ばれるものが起こる。脳出血で全身不随の父（当時五二歳）が、激痛を訴え「早く死にたい」「殺してくれ」と大声で叫ぶほどになっていた。父の苦悶《くもん》の様子に耐えられなくなった息子は、父の願いを受け入れ、病苦から解放することこそ父への最後の孝養であると考え、牛乳に有機リン殺虫剤を入れ、事情を知らない母がその牛乳を父に飲ませて「安楽死」させた。

名古屋高裁は、嘱託殺人と認定し、懲役一年執行猶予三年の刑を下した。この事件の判決のなかで、名古屋高裁は、「違法性阻却事由としての安楽死の要件」として下記の六点を示した（一九六二年一二月二二日）。

①不治の病に冒され死期が目前に迫っていること
②苦痛が見るに忍びない程度に甚だしいこと
③もっぱら死苦の緩和の目的でなされたこと
④病者の意識がなお明瞭であって意思を表明できる場合には、本人の真摯な嘱託または承諾のあること
⑤原則として医師の手によるべきだが、医師の手により得ないと首肯《しゅこう》するに足る特別の事情の認められること
⑥方法が倫理的にも妥当なものであること

裁判でこのように安楽死の要件が示されたのは世界初であり、国際的にも注目された。この六要件は実は刑法学者、小野清一郎（一八九一〜一九八六）が「安楽死の問題」という論文（一九五〇年）で示したものである。小野は、すでに死が数時間ののちに迫っている危篤状態に陥っている場合にのみ、人道的な意味の安楽死が容認されると主張し、右の六要件をあげている。

山内事件では、このうち⑤「医師の手により得ないと首肯するに足る特別の事情」がなか

ったこと、⑥「方法が倫理的にも妥当なもの」ではなかったこと、この二つの要件を満たしておらず、安楽死として違法性を阻却《そきゃく》するに足るものではないと判示された。

この他にも、一九七五年の鹿児島地裁、神戸地裁、七七年大阪地裁、九〇年高知地裁の判決など、安楽死についての判決があった。これらの事件では、「安楽死」の実行者はいずれも医師ではなく家族であった。

東海大学病院安楽死事件

医師が被告となった安楽死関連事件で、まずメディアで大きく取り上げられたのが東海大学病院安楽死事件である。

一九九一年に起きたこの事件は、医師が関わった日本初の安楽死案件である。東海大学医学部助手であった医師が、付属病院に多発性骨髄腫《こつずいしゅ》で入院していた男性患者の長男などから依頼され、患者を死に至らしめた。

「苦しむ姿を見ていられない」などとして治療行為の中止を求められ、迷った末に、点滴やフォーリーカテーテルなどを外して治療行為を中止した。だが、その後も苦しそうな息をしていた父を見ていた長男から、「楽にしてやってほしい、早く家に連れて帰りたい」などと再三言われる。医師は、末期状態にあり死が迫っていたこの男性患者に息を引き取らせることを決意し、塩化カリウム製剤などの薬物を患者に注射し、死亡させる。裁判では、安楽死の是非自体が問われた。

一九九五年三月二八日、横浜地裁はその判決で、医師による積極的安楽死として許容されるための要件として、次の四つを示した。

①患者が耐えがたい激しい肉体的苦痛に苦しんでいること
②患者は死が避けられず、その死期が迫っていること
③患者の肉体的苦痛を除去・緩和するために方法を尽くしほかに代替手段がないこと
④生命の短縮を承諾する患者の明示の意思表示があること

これは、先にあげた一九六二年の名古屋高裁の六要件に継ぐものとして注目された。

結局、判決は、④の患者自身の明示の意思表示がないとし、刑法二〇二条の嘱託殺人罪ではなく、一九九条の殺人罪として、被告人に懲役二年、執行猶予二年の刑を言い渡した。

この事件と判決は、いわゆる積極的安楽死の案件として関心を持たれた。起訴事実は、末期がん患者に塩化カリウムを静脈内注射して心臓マヒで死亡させたという殺人罪である。だが、事の発端は治療中止にあった。弁護人は、致死薬の投与は「一連の行為の最後の行為として行われ」たから、「起訴行為のみならず、全体的状況をふまえて実質的な検討をし、違法性あるいは有責性があるかという観点から決すべき」と主張した。

裁判官も、これを受け入れ、全体として検討することが必要との判断を示した。それゆえ、「治療の中止」は起訴事実ではなかったにもかかわらず、判決は「治療行為の中止の要件について」詳しく、裁判所の判断を示した。

そのため、東海大学病院安楽死事件は単純な安楽死ではなく、治療行為の中止をめぐる問題をも含む複雑なものとなっている。現代医療のあり方を考えるとき、むしろ後者の治療行為の中止に関する内容の方が重要なのである。それゆえ第4章とも関わってくる。

類似したケースとして一九九八年に起きた川崎協同病院事件がある。気管支喘息《ぜんそく》の発作に苦しむ五八歳の男性患者が低酸素性脳損傷によって昏睡《こんすい》状態に陥っていた。気道確保のため挿入されていた気管内チューブを、主治医である女性医師が抜き取り、呼吸確保の措置をとらずに死亡するのを待った。だが、予期に反して患者が苦悶したため、筋弛緩剤《きんしかんざい》を投与して、患者を死亡させたのである。

横浜地裁は二〇〇五年三月二五日に以下のように判示した。患者は回復不可能で死が切迫している状況ではなかったこと、患者本人に治療中止の意思がなかったことなどから、違法性を減弱させる理由がなく、「被害者を死亡させるという故意の連続性は維持されており、……その全体を殺人の実行行為に当たる」と。刑は二〇〇七年二月二八日、東京高裁で減刑され、最終的には〇九年一二月七日、最高裁で懲役一年六ヵ月、執行猶予三年の刑が確定した。

「古典的安楽死」の終焉

医師が関与したこの二つの事件は単純な安楽死事件ではない。治療行為の中止の延長線上で、医師が患者に致死薬を投与して死亡させたケースであり、治療行為の中止と、いわゆる積極的安楽死の両面を含んでいる、この点で複雑であり、古典的な安楽死事件とは言えない。

これに対して、東海大学病院事件に先立つ事件のほとんどは、病者が肉体的にもひどく苦しんでいる（断末魔）、苦痛を和《やわ》らげる方法がほかにない、死期を早めて苦しい時間を短くするしかないなどの切迫した状況が前提になった。これを「古典的な安楽死」ととらえたい。

こうした「古典的な安楽死」問題は、いまではほとんど存在しない。現在の緩和医療薬学の発展などによって、たいていの肉体的苦痛はコントロールできるようになったからだ。弱い痛みには、非オピオイドの鎮痛薬から始め、それでも取れない痛みに対しては、麻薬性鎮痛薬などのオピオイドを投与していくなどの方式である（「WHO方式がん疼痛治療法」一九八六年。第二版、一九九六年）。

それでも取り除けない苦痛には、セデーション（鎮静）によって意識レベルを下げ苦痛を感じなくさせる。その対応は、間欠的鎮静や浅い鎮静と、深い持続的鎮静という、二つに大きく分けられる。後者は、中止する時期をあらかじめ定めずに、意識の低下を継続して維持する鎮静である。その用い方には倫理問題がともなうが、これについては、日本緩和医療学会の「苦痛緩和のための鎮静に関するガイドライン　二〇一〇年版」がある。
疼痛《とうつう》緩和と鎮静の両者を適切に用いれば、現代医療では、ほとんどの肉体的苦痛はコントロール可能になっている。それゆえ、戦場などの特殊な環境を別にすれば、医療の場では肉体的苦痛はほぼ克服可能であるという。医療者の務めは、そのような苦痛緩和に取り組むことであり、患者の生命を毀損することではない。その意味で、従来の安楽死問題はもはや存在しない。

ところが、現在、医師が患者に致死薬を注射して死なせる安楽死が合法化されている国がある。オランダ、ベルギー、ルクセンブルク、コロンビア、カナダ、スペイン、ニュージーランド、ポルトガル、オーストラリアのヴィクトリア州と西オーストラリア州である。

また、米国のいくつかの州とスイスでは、医師による致死薬の投与は認められていないが、医師が患者に致死薬を処方し、患者自らが服用するなどして自死する「医師介助自殺」が合法化されている。

こうした安楽死や医師介助自殺の合法化は徐々に広がりつつある。しかし、安楽死や医師介助自殺を希望する理由は、従来と変化してきている。肉体的な苦痛というよりも、むしろ精神的な苦痛や、生きる意味の喪失、自立・自律・尊厳の喪失、まわりに迷惑・負担をかけたくないなどが理由になっているからだ。

次章からは、これらの国々の具体的な状況を見てみよう。

第1章　安楽死合法化による実施——世界初のオランダの試み

安楽死を国家として合法化した国は八ヵ国ある。オランダ、ベルギー、ルクセンブルク、コロンビア、カナダ、スペイン、ニュージーランド、ポルトガルである。このうち、合法化の歴史が最も長いオランダの状況を詳しく見ていこう。

1　続発した安楽死事件——21世紀初年の法成立まで

合法化以前の事件

オランダは二〇〇一年四月に「要請に基づく生命終結と自死介助（審査手続）法」を制定し、世界で初めて安楽死を合法化した国となった。しかし、この法の制定によって何か新しい事態が切り拓かれたわけではない。オランダでは、すでに一九七〇年代から安楽死をめぐる多くの裁判があった。

安楽死の合法化に大きく道を開いた事件と裁判をあげてみよう。

まずは、ポストマという女性医師が、七八歳の自身の母親にモルヒネを注射して安楽死させた事件である。これに対して、レーワールデン地方裁判所は一九七三年に、執行猶予一年付きの一週間の拘禁刑を宣告した。裁判所は判決のなかで、安楽死について以下の三条件を満たした場合には、医師は刑を免除されると判示する（『オランダ医事刑法の展開』）。

①医学上、患者は不治の疾患であると考えられること

②患者が身体的もしくは精神的に耐えがたいか、もしくは激烈なほどに苦痛に苛《さいな》まれていること

③患者が事前に文書もしくは口頭で、自己の生命を終結させて苦痛から解放してくれるようにとの明示的な意思を表明していたこと

この判決は以後の議論に大きな影響を与える。

次に、現在でも重要な意味を持つ事件と判決があった。シャボット事件と呼ばれるものである。これは精神科医バウドワイン・シャボット医師が一九九一年に、五〇歳の女性の自死を介助した事件である。女性は夫のひどいアルコール問題と家庭内暴力が原因で離婚していた。その後二、三年の間に二人の息子を亡くし、深い絶望感から自殺を試みたが失敗する。女性は自殺の思いが強く、精神病院に入院したが、精神科の治療は効果がなく、オランダ国

発的安楽死協会（NVVE）を通じて、精神科医シャボット医師と出会う。

シャボット医師は、利用可能な精神科のいかなる治療も女性には効果がないとの結論に達し、自死の介助を決意。一九九一年九月二八日、夫人は手渡された致死薬を服用して死亡し、その後シャボットは検死医にその旨を電話連絡した（『オランダの安楽死』）。

シャボット事件をめぐって、地裁、高裁では、無罪の判決だったが、最高裁判所は一九九四年六月二一日に、有罪であるが刑罰なしの判決を下した。有罪理由は、シャボット医師がこの女性の自死介助について意見を求めた精神科医四名を含む六名の専門家が、誰一人として女性に直接面談して診断していなかったからである。最高裁判所は、担当医師以外にも最低もう一人の独立した立場の医師が、直接に診断しなければ、「緊急避難」を適用して違法性を阻却することは認められないと判示した（最高裁判決の抄訳は『安楽死・尊厳死・末期医療』）。

精神的苦痛の〝容認〟へ

有罪だが刑罰なしで判決は確定したが、これはきわめて重要な意味をもっていた。最高裁判所は、一般論としては肉体的に苦しんでいる患者ではなく、精神的に苦しんでいる患者、しかも末期ではない患者についても医師が生命を終結させることが、緊急避難として違法性を阻却することがありうると判示したからである（『オランダ医事刑法の展開』）。

オランダではその後も安楽死事件が起こり、本人の要請による生命終結は一定の要件を満たせば正当化可能とする重要な判決が積み重ねられていく。これらの蓄積のうえに、一九九三年に遺体処理法の改正法が成立した。この一〇条に基づく届出手続きの公布によって、安楽死を行った医師が、定められた書式で検死官に届出る。検死官が検認・審査のうえ、検察庁に届出て、最終的に検察庁がその事案が合法的であったかを審査するという枠組みができあがった。

届出報告書にあげる項目は、以下の五部にわたり、全部で五〇項目の質問に答える形になる（抄訳は『安楽死・尊厳死・末期医療』）。

①患者の病歴、病状、治療の現状と見通しなど
②安楽死への患者の要請が熟慮され、持続性をもつものか
③生命終結に関する患者の明示的な要請
④セカンドオピニオンを得るための他の医師との相談、およびその医師からの助言
⑤生命終結の実際の行為

遺体処理法の改正によって届出手続きが導入されたのち、届出数は増加し、データに基づくオープンな議論ができるようになった。しかし、安楽死および自死介助の届出件数は、実

際の見積もり件数の四割程度で、本人からの要請のない生命終結はほとんど報告されていなかった。こうした問題点を改めるため新たな立法の作業が始まり、それが現行の安楽死法の制定につながっていく（『オランダ医事刑法の展開』）。

なお、遺体処理法の改正によるこの届出手続きの法施行後、次のような事件も起こっていた。

八六歳の元上院議員ブロンガースマは主治医に対して、わたしは肉体的には健康だが、人生の楽しみと生きる意欲を失った。わたしにはＱＯＬ（生の質）と存在の意味が欠けていると訴え、自死の介助を要請した。ブロンガースマは死への願望を「わたしは生きることに苦しんでいる」と理由づけた。主治医は二人の同僚に相談後、最終的に自死への介助の依頼を受け入れることを決断。一九九八年四月二二日に致死薬を与えた。

検察は、担当した医師が自死への介助の希望を認める際の法的留意義務を十分に満たしていないという理由で、執行猶予付き三ヵ月の懲役を求刑した。しかし、二〇〇〇年一〇月に、ハーレム地方裁判所は医師を無罪とする。裁判官は、老いの苦しみも自死への介助の一つの理由となりうると判示した（「肉体的な苦痛がなくても死への介助は可能」）。

二〇〇一年に成立した安楽死法

二〇〇一年、「要請に基づく生命終結と自死介助の際の検査、および刑法ならびに遺体処

1-1　生命終結の際の「注意深さの要件」

a	医師が、〔生命終結または自死介助への〕患者の要請が自発的で熟慮されたものであることを確信していること
b	医師が、患者の苦痛が永続的かつ耐えがたいものであると確信していること
c	医師が、患者の病状および予後について、患者に情報提供をしていること
d	医師および患者が、患者の病状の合理的な解決策が他にないことを確信していること
e	医師が、少なくとももう一人の独立した医師と相談し、その医師が患者を診断し、かつ上記aからdまでに規定された注意深さの要件について書面による意見を述べていること
f	医師が、注意深く生命終結を行うか、または自死を介助すること

出典：甲斐克則訳「要請に基づく生命終結および自殺幇助（審査手続）法」、盛永審一郎（監修）『安楽死法――ベネルクス3国の比較と資料』2016年参照）

理に関する法の改正」（公式の略称「要請に基づく生命終結と自死介助（審査手続）法」以下、安楽死法）が成立した。この新法は、積み重ねられてきた既成事実に法的な承認を与えるものである。

安楽死法は、患者の要請に基づいて患者の生命を終結させた医師が、1‐1の六つの「注意深さの要件」を遵守していれば、刑事責任を免除するとしている。とくに重要な要件は、abdである。

さらに、安楽死が主治医の独断にならないために、独立したもう一人の医師に相談し、その医師が主治医と同じ見解であること（e）が必要である。

対象は基本的には、一八歳以上の患者である。だが一六歳から一八歳未満の未成年の患者が、自身の生を終わらせることに関して、自分で適切な評価に達しているとみなせる場合は、自身の生を終わらせたいという患者の願いに、両親のうちの片方または両方もしくは後見人がその決定に加わった後ならば、医師はこれに従うことができる。つまり、親に相談する必要はあるが、親が必ずしも同意しなくても、安楽死を実行できる。一二歳から一六歳未満の未成年の患者の場合は、両親のうちの片方または両方もしくは後見人が安楽死に同意していることを条件としつつ、医師はこれに従うことができるとしていた。

このような要件を満たして安楽死または自死介助を実行した医師は、その結果を所定の書類を添えて自治体の検死官（公務員）に届出る。自治体の検死官は検死を行い、遺体に、故殺などの不自然なところがないかを確認する。問題がなければ、遺体は埋葬または火葬される。

地域安楽死審査委員会による判定

検死官は検死の報告書とともに、医師から提出された書類（安楽死意思宣誓書を含む）を地域安楽死審査委員会（RTE）へ送る。この委員会は実行された安楽死または自死介助が法に即して適切に行われたかを審査し、安楽死法で定められた「注意深さの要件」（前掲1-1）を満たしているかを判定する。

地域安楽死審査委員会は法律家の委員長と、医師、倫理学者の三名以上で構成される。任期は六年で、再任は一回のみ可能である。オランダ全国を五つの地区に分けて、五ヵ所に設置されている。「要請に基づく生命終結と自死介助の際の検査……に関する法」という名称の通り、法はこの審査手続きについて詳細に規定している。
審査の結果、「注意深さの要件」を満たしていたと判定されれば、その判定結果を六週間以内に、実行した医師に通知して、その案件は終了する。
オランダの刑法二九三条一項には、「他人の明示的かつ真摯《しんし》な要請に基づいて故意に生命を終結させた者は、一二年以下の拘禁刑または第五カテゴリーの罰金〔六万七〇〇〇ユーロ〕に処する」という規定がある。安楽死法の成立によって、二項として次の規定が設けられた。

第一項に規定された行為が、要請に基づく生命終結および自死介助に関する（審査手続）法二条に規定する注意深さの要件を遵守した医師により実施され、かつ遺体処理法七条二項に従って自治体の検死医に申告されたときは、処罰に値しない。

要請に基づく生命終結および自死介助は依然として犯罪である。だが、新たに加わった刑法二九三条二項の特別な抗弁によって「処罰されない」とされた。すなわち、医師が注意深さの要件という法の基準を遵守していた場合は刑罰を免れる。それゆえ、この法によって、要請に基づく生命終結が合法化されたわけではない。これはいまもなお犯罪の構成要件だが、「注意深さの要件」を守って行った場合には、刑罰を免れるということを意味する（『オランダ医事刑法の展開』）。

「注意深さの要件」を満たしていないと裁定された場合、裁定結果と書類のすべてを高等検察庁検事長会議および地域保健監督官に送る（安楽死法九条二）。それを受けた検察官は独自に司法調査を行い、医師を刑事訴追する可能性もある。地域保健監督官（保健福祉スポーツ省〔日本の厚生労働省に相当〕の一部局で、医療保健に関する監督機関。ユトレヒトに本部がある）は懲戒委員会に持ち込むこともある（『安楽死法』参照）。

2　「死の医療化」の実態——年間6000人、全死亡者の4.4％へ

オランダの安楽死の実態

このように、国家としては世界で初めて安楽死の法的枠組みをオランダはつくった。では、その後の状況はどうなったのだろうか。最近の状況を見てみよう。

法が施行された二〇〇二年には、安楽死の届出総数は二〇〇〇件以下であった。だが、年々増加し、二〇一七年には、六五八五件である。オランダの人口は約一七〇〇万人で、二〇一七年の年間死亡者数は一五万二七人。全死亡者の四・四％が、安楽死法に基づいて自らの生命を終結させたことになる。年間死亡者の二〇人に一人という割合に近づいている。

患者が死亡する方法は二種類ある。医師による致死薬の直接投与（注射）（法は「要請に基づく生命終結」と名づける）と、自死のための致死薬を医師が処方し患者自らによる服用（刑

法の「自殺幇助」である。前者が狭義の安楽死であるが、自死介助と合わせて「安楽死」と呼ぶこともある。(『安楽死を選ぶ』)。医師による致死薬の直接投与の方が「確実に死ねる」という面がある。例えば、処方された致死薬を患者自らが服用する場合、致死薬を途中で吐き出すケースもある。その結果、自殺に失敗し、かえって悲惨なことになる。そのためオランダでは、医師による致死薬の直接投与(狭義の安楽死)が推奨されている。

二〇一七年の集計では、1-2にあるように、全体件数六五八五件のうち患者自らによる服用である自死介助は二五〇件と少数派である。両方による生命終結が二九件あるが、これは、患者自らによる服用でうまくいかなかった場合に、医師が最終的に処置を行うケースである。オランダの安楽死「実施手引き書」では、患者が自らによる服用を選択した場合でも、担当医は、その場で待機することが義務づけられている(『終末期医療を考えるために』)。

一般に医師が直接手を下すよりは、致死薬を渡して患者に服用してもらう方が、医師の精神的負担はより軽いように思う。だが、オランダの医師にとっては、そうではないらしい。患者が自分で致死薬を飲む方法には、先述したようなリスクがあり不安なのだ。また、患者自らによる服用の場合には、自分で薬を飲み込む力、つまり嚥《えん》下《げ》力がなければならない。症状が進むと、それが困難になる。

話は先走るが、後述する米国のオレゴン州などのように患者自らによる服用という自死介助のみが許されている場合(八二頁)、症状が悪化する前に致死薬を飲まなければならない。

1-2　**オランダの安楽死の推移**（2003〜17年）

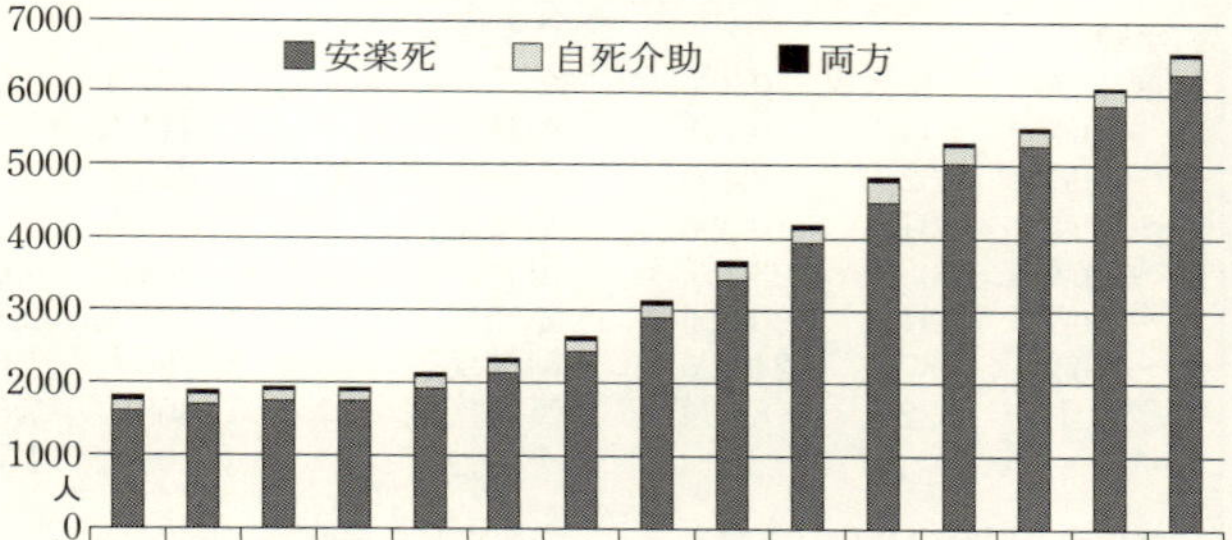

年	03	04	05	06	07	08	09	10	11	12	13	14	15	16	17
■両方	41	31	25	26	30	33	37	44	53	38	42	31	31	19	29
□自死介助	148	141	143	132	167	152	156	182	196	185	286	242	208	216	250
■安楽死	1626	1714	1765	1765	1932	2146	2443	2910	3446	3965	4501	5033	5277	5856	6306
届出総数	1815	1886	1933	1923	2129	2331	2636	3136	3695	4188	4829	5306	5516	6091	6585

出典：盛永審一郎（監修）『安楽死法　ベネルクス3国の比較と資料』（東信堂、2016年）を基に、著者が2015〜17年を追加

これはかえって死期を早めると、批判的な声もある（「オランダ安楽死審査委員会訪問(3)」)。

地域安楽死審査委員会の最新報告書（二〇一七年四月公表）に基づき、二〇一六年の概況をあらためてみてみよう（訳語はシャボットあかね、盛永審一郎両氏のものを参照）。

男女比は、男三一三〇名、女二九六一名で大きな差はない。以下、1-3の表とともに見ていこう。

年齢別では、六〇〜八九歳が全体の七七・六％を占めている。

安楽死を希望する人の疾患は、がんが圧倒的に多く、約六八％を占める。後述するが、近年は認知症や精神疾患などの増加が問題視されている。

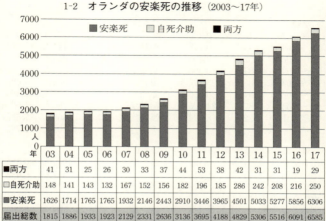

1-3　オランダの安楽死の概況（2016年／総計6091人）

◎年齢別

30歳未満	16人*1	0.2%
30〜39歳	44人	0.7%
40〜49歳	152人	2.4%
50〜59歳	631人	10.3%
60〜69歳	1408人	23.1%
70〜79歳	1831人	30.1%
80〜89歳	1487人	24.4%
90歳以上	522人	8.6%

◎疾患別

がん	4137人	68.0%
神経系疾患	411人	6.7%
心臓血管疾患	315人	5.2%
肺疾患	214人	3.5%
複合的老年症候群	244人	4.0%
認知症	141人	2.3%
精神疾患	60人	1.0%
複合疾病	465人	7.6%
その他	104人	1.7%

◎届け出た医師の身分（件数）

総合診療医（家庭医）	5167
高齢者専門医*2	216
病院勤務医	179
専門医教育課程医師	43
別の背景を持った医師*3	486

◎死亡した場所

自　宅	4904人	80.5%
ホスピス	367人	6.0%
老人ホーム	300人	4.9%
ナーシングホーム	233人	3.8%
病　院	199人	3.2%
その他	88人	1.4%

註記：*1）30歳未満のなかに未成年者１人を含む。*2）旧ナーシングホーム医。*3）例えば「生命の終結クリニック協会SLK」に属する医師
出典：地域安楽死審査委員会「2016報告書」（2017年４月公表）を基に、シャボットあかね、盛永審一郎の訳語を参考にし、著者作成

安楽死を届出た（実施した）医師の身分は、総合診療医（家庭医、ホームドクター）が圧倒的に多く、八五％を占める。オランダでは家庭医制度がしっかり根づいている。オランダに在住する人は、車で一五分圏内の家庭医に登録しなければならないという規則がある（『安楽死を選ぶ』）。そのため通常、家庭医は患者を長期にわたって診療し、患者の生活、性格、信条、家族関係などを熟知していて、患者との信頼関係もある。

オランダの安楽死制度の特徴は、こうした家庭医制度を基盤にした患者と家庭医との親密なコミュニケーションが前提となっている点にあるといえよう。したがって、死亡場所も自宅が圧

倒的に多く、八〇%以上を占めている。

患者の「死ぬ権利」ではなく「死の医療化」

注意深さの要件（一八頁）にあげられている「b　医師が、患者の苦痛が永続的かつ耐えがたいものであると確信していること」は、患者の耐えがたい苦痛に対する医師の同情、思いやり、共感が前提となっている。オランダでは、患者の苦しみへの思いやり（ケアリング）が安楽死という形で実現される道が開かれている（『終末期医療を考えるために』）。

オランダでは、正確に言えば安楽死は患者の「権利」ではない。患者の生命終結の行為は、通常の医療行為ではない。安楽死への患者の要請に、医師は必ず応えなければならないという義務はないのだ。信条として安楽死を行わないという医師もいる。安楽死を行う医師であっても、当該のケースは「注意深さの要件」を満たさない、あるいは複雑すぎて引き受けられないという場合もある。患者の要望に応えて安楽死を実施するか否かの最終決定権は医師にあるのであって、患者にあるのではない。

つまり、安楽死を実施するか否かは、医師の裁量に委ねられている。その意味で、オランダの安楽死は、患者の自発的な要請が前提になっているが、患者の自己決定権ではない。「死ぬ権利」ではなく、むしろ、盛永審一郎氏が指摘しているように死を医師の管理下に置く「死の医療化」なのだ。実際に、安楽死を要請しても、実は約半数は実施に至らない。

主に家庭医である主治医に安楽死を拒否された場合、患者にとっては、安楽死の機会がなくなる。その問題を解決するために、オランダ自発的生命終結協会（NVVE。一四頁の協会が安楽死法成立後にこのように改称）の支援を受けて、二〇一二年に「生命の終結クリニック協会」（SLK）という団体が設立された。家庭医に安楽死を拒否された患者の要望に応えるために、現在では五三の巡回チームがオランダ各地で活動している。

“拒否”された患者が向かうSLK

二〇一二年に初めてSLKに属する医師から三二件の安楽死の届出が行われた。その後この件数は着実に増加し、二〇一五年には三六五件、一六年には四八七件になっている。SLKは患者の依頼書や診療情報を慎重に検討し、安楽死の適用となる場合には、医師と看護師からなるチームが患者と直接面談を繰り返して、患者の状態が「注意深さの要件」を満たしているかを検討する。審査にはおよそ一〇ヵ月かかる。安楽死の実施に至るケースは、要請した患者のうち、四人に一人くらいだという（『終末期医療を考えるために』）。時には数時間で安楽死が決まることもあるという（講演「安楽死を選ぶ」）。

長期にわたって患者を診療し患者のことを熟知している家庭医とは違い、SLKの医師は、通常その患者とは初対面である。「患者の要請が自発的で熟慮されたものである」という確信（「注意深さの要件」a）を持つに至るには困難がある。患者のことを熟知している家庭医との信頼関係を基盤にした安楽死という枠組みの前提が崩れている。家庭医が安楽死の要件に当てはまると確信できないような複雑なケースがSLKに持ち込まれることが多い。家庭医に安楽死を拒否され、苦しみにあえぐ患者に援助の手を差し伸べるのがSLKの目的だと協会の幹部は言う（「安楽死クリニック（SLK）責任者との面談」）。

シャボットあかね（東京都出身。シャボット事件のバウドワイン・シャボットのいとこと結婚し、一九七四年からオランダに在住。通訳に従事。安楽死について詳しい著作もある）によると、オランダ医師会はこれに批判的であるが、家庭医は歓迎しているという（講演「安楽死を選ぶ」）。患者の生命終結という厄介な重い業務を丸投げにできるからだ。先述したように、通常は家庭医が拒否するようなきわどいケースがSLKに持ち込まれる。そのためSLKが扱う案件によって、安楽死の適用範囲が拡大していく傾向にある。

「注意深さの要件」を満たしていないと判定された案件はこれまでもあった。例えば、二〇一二年は四一八八件の安楽死の報告を受け、そのうち〇・二％にあたる一〇件が、一四年は五三〇六件の報告のうち四件、一五年は、五五一六件のうち四件（〇・〇七％）が要件を満たしていなかった。法が施行された二〇〇二から一五年までに、要件を満たしていないと裁定されたものは七九件である。しかし、訴追された例は一件もなく、医師への注意で終わり、寛大に処置されてきた（『終末期医療を考えるために』）。

「すべり坂」への徹底的な透明性確保

オランダでは、法のもとで厳格なチェック体制があり、その結果、闇の安楽死が減り、「法規制に基づいて厳格に実施」されていて、「すべり坂」（公共政策化すると、障害などを抱えた弱い立場にある人が、本人の意思に反して、家族や社会の負担とされ、被害を受ける可能性が増大すること）は起きていない、とオランダの規制当局は評価している。

地域安楽死審査委員会は毎年四月に、前年度の報告書を保健大臣に提出するよう義務づけられている。この報告書のなかで、要件を満たしていないと判定された案件について、具体的な状況の要旨を、患者のプライバシーに配慮して匿名性を保持したうえで公表する。さらに、要件を満たしていると裁定されたけれども、議論になった複雑な案件の要旨も公表している（「安楽死委員会報告（概要）」、『安楽死法』）。

きわどいケースを隠すのではなく、あえて公表し、医師ならびに国民の公共の議論に供している。透明性を確保しようとするこうした取り組みは、オランダの民主主義の成熟を反映していると評価されてきた。

これとは別の安楽死に関するオランダ保健研究開発機構（ZonMW）の調査チームが、安楽死の実施状況について、五年ごとに系統的に調査し、その評価結果を国内外に公表している。透明性を確保しようとするこうしたオープンな姿勢はオランダの特徴である。その結果、「すべり坂」は生じていないとオランダの関係者は評価しているのだ。安楽死審査委員のマッコア教授（フローニンゲン大学、哲学・法学）は次のように話す。

保健大臣は安楽死制度そのものや地域安楽死審査委員会システムに関してまったく心配していません。大臣は、委員会は優れた仕事をしていて、安楽死制度は良好に機能していると評価しています。一般大衆、公共メディア、そして外国に、オランダでの安楽死施行状況は良好であると発信しています。つまり、安楽死制度は安泰となっています。

（「オランダ安楽死審査委員会訪問記録」）

法の要件を満たしていないものはほとんどない、だから「すべり坂」は生じていないと評価している。

他方で、安楽死を希望する者は高学歴者に多いという（「オランダとベルギーにおける安楽死と医師による自殺幇助」）。オランダの研究者や医師によれば、社会的経済的に不利な立場にある人々よりも、むしろ優位にある人々の方が安楽死する件数が多い。貧困者や人種的マイノリティ、障害や精神疾患のある人などを対象に、本人の望まない非自発的な安楽死が発生するなどの、地滑り的な拡大は生じていない。このことがいくつかの調査で裏づけられるという。

3　精神的苦痛の拡大解釈へ――精神疾患と認知症

人生はもうたくさん――「自己安楽死」の選択

しかし、悩ましい問題が起こっているのも事実だ。一つは法の拡大解釈であり、もう一つは認知症との関係である。まずは、法の拡大解釈についてである。

身体の不調はさほど深刻ではないけれども、齢《よわい》を重ねてもう人生に疲れた、これ以上生きていたくないという高齢者も、安楽死できるようにしてほしいという要望が増えている。現行の安楽死法は、患者に医学的な疾患があり、それがもたらす苦痛が永続的でかつ耐えがたく、病状を解決する他の方法がないことを安楽死の許容条件のなかでもとくに重視している。それゆえ、医学的に分類できる明確な疾患がないのに、ただ「死にたい」というのは認められない。

とはいえ、そもそも安楽死法は「耐えがたい苦しみ」を肉体的苦痛に限定していない。肉体的な苦痛は薬などで制御できても、自律の喪失や「尊厳の喪失」からくる精神的な苦痛という問題は存在する。さらに、「生きる意味」といった実存的・哲学的な「苦痛」までもテーマになってきている。

実際に、肉体的苦痛とは別に、人生に疲れた、生きることにうんざりした、これ以上生きたくないという高齢者が安楽死を希望するケースが増えている。こうした背景にあるのは、「注意深さの要件」が厳しすぎて、死を希望しても医師が死なせてくれないと思う人が多数いるからである。

安楽死法に基づいて人生を閉じたケースは原則すべて報告する義務があり、毎年発表される報告書はそれなりに信頼できるものであろう。ところが、これ以外に、「自己安楽死」という方法がある。これは法の枠組みのなかでの安楽死を主治医に拒否された人、あるいは手続きが煩雑でこれにたよりたくない人が、自死に至るケースである。

方法はさまざまで、断食による餓死、薬をため込んだうえでの大量服用、中国やメキシコから自殺用ピルを購入しての服用、ビニール袋をかぶってヘリウムガスでの窒息などがある。これは安楽死の決定権つまりは死ぬ権利を医師の手から個人に取り戻す「安楽死の脱医療化」である（『安楽死を選ぶ』）。シャボットあかねによると、医師の報告をまとめただけでも、二〇一五年に二六八〇人が自己安楽死を遂げた。その内訳は、断食七三〇名、薬物二八〇名、ガスなど他の方法一六七〇名である（講演「安楽死を選ぶ」資料、『安楽死を選ぶ』）。「自己安楽死」は「自然死」にみせかけることもあり、総数はもっと多い可能性がある。

1-4で示すように、オランダにおける二〇一五年の全死亡者数は一四万七一三四人、法に基づく安楽死五五一六人と、自己安楽死二六八〇人の総計は八一九六人。全死亡者数に占める割合は約五・六％になる。自ら死ぬ日時を決めて死ぬスタイルが一八人に一人の割合で、

1-4　オランダで安楽死に関連した死亡者数と全死亡者数のなかでの割合（2015年）

法に基づく安楽死	5516人	3.75%
自己安楽死	2680人	1.82%
（全死亡者数14万7134人）		

出典：法に基づく安楽死はRTE, Regional Euthanasia Review Committees Annual Report 2015. 自己安楽死はシャボットあかね「安楽死を選ぶ—オランダ過去12ヵ月の展開」（2018年4月21日、東京医科大学講演資料）による。Boudewijn Chabot の独自調査に基づく

オランダに定着しつつある。

繰り返すが、医学的に分類できる明確な疾患がなく、ただ「死にたい」というのはオランダの現行の法では認められない。だが、オランダ保健相と司法相は二〇一六年一〇月、議会に宛てた書簡のなかで「熟慮した末に自分の人生は完結したとの確信に至った人たちが、厳格な条件のもとで、自身が選択した尊厳ある方法で生涯を終えられるようにすべきだ」と提案した。これは現行の安楽死法の改正では無理で、新しい法的枠組みを必要とする。これに対して、王立オランダ医師会は二〇一七年七月に、「現行の安楽死法の崩壊」を招くとして反対を表明した。

政党のなかでは「民主66」（D66）という急進的リベラル政党がこの新法の制定を積極的に支持している。二〇一七年一〇月に発足した四党連立内閣では、民主66は与党である。だが、首班でないこともあり、この法制化は棚上げになった。けれども、人生に飽きた、生きることにうんざりした、これで安楽死できるようにしようという運動は今後も終息することはないであろう。

認知症の患者に対して

もう一つの悩ましい問題は、認知症の患者を安楽死の対象にできるかである。安楽死法は、判断能力のある人が安楽死を「自発的に」要望することが大前提である。認知症は徐々に判断能力を低下させていくが、初期段階ではまだ判断力がある。そのときに、「認知症が進行したら安楽死させてほしい」と医師に要望し、法に基づいて、「生命終結の要請の宣言書」を認《したた》めておく。

実際に認知症が進行して安楽死の執行を検討するとき、法律上は医師は安楽死への「患者の要請が自発的で熟慮されたものであることを確信」していなければならない。しかし、法的要件を整え手続きを済ませていても、それがはたして可能だろうか。症状が進行した患者の場合、致死薬の注射がどのような意味をもつのかさえ理解できなくなることもある。目の前にいる認知症の人に、致死薬の投与の直前で、安楽死の意思についての最終確認をすることができるだろうか。あるいは、すべて了解済みと医師が確信していたのに、致死薬の入った注射器を近づけたとたんに患者が手を引っこめたら、どうするのか。これらは「なにが本人の意思か」をめぐって深刻な問題を投げかける。事前の意思表示と、現時点での意思確認、このどちらを重視するかは難問である（第４章でも取り上げる）。

地域安楽死審査委員会の二〇一四年報告書は、この年に認知症の苦しみを理由とした安楽死の報告が八一件あったとして、次のように述べている。

ほとんどの案件が認知症初期のものである。つまり、この時期はまだ、方向性や個性の喪失はなく、病気や症状に関して判断力があった。患者は安楽死要請において判断力があり、彼らのこれからの病状の展望を見通すことができた。……八一件すべての案件を地域安楽死審査委員会は「注意深さの要件」を満たしていると裁定した。

（『安楽死法』）

認知症が進行すると、そのときの意思確認が困難になるため、認知症の初期段階で安楽死が実行されている実態が見えてくる。認知症と診断されても、もう少し生きていたいと思うが、認知症が進行して本人の意思確認が十分にできなくなると安楽死ができなくなる。だから、いまのうちに死ななければならないという状況がある。

法施行時の二〇〇二年には、認知症の人の安楽死は認められていなかった。だが、二〇〇六年から該当案件が現れ、一〇年後の二〇一六年には一四一件にまで達している。オランダでも認知症の人は増加傾向にある。近年、早期診断も可能になってきたことから、この問題はますます大きくなっていくだろう。オランダの老年医学、緩和医療の専門医、ケース・フドハルト医師もこう懸念している。

オランダでいまの時点で重要な課題として、認知症の安楽死があります。それは、息者が認知症でなかった時点で「私が認知症になったら、つまり、私の娘や息子、孫を識別・認識できなくなったら、私はもはや生きていたくない、安楽死させて欲しい」と宣言した案件です。

しかし、難しい点は、患者が精神的能力、判断力があった時点で記述した内容を、認知症になった時点で患者がそのことを忘れてしまうことなのです。三、四年前に記述した安楽死宣言書を根拠に安楽死する、こんなことは無理です。それは非常に奇妙なことです。……たくさんの認知症患者を診ている私個人の意見として、認知症患者の安楽死は不可能だと思います。私は納得していませんから、〔安楽死を〕決して、断じて行いません。これは一歩踏み出し過ぎています。

（「Goedhart 医師へのインタヴュー、二〇一三年八月一三日」）

先述したように、もともとオランダでは、家庭医と患者との親密な信頼関係をもとにしている。そのため患者自身の口頭による安楽死の要請の方が、紙以上に重みがあった。だが、安楽死法は、「生命終結の要請の宣言書を作成していた場合、医師はこの要請に従うことができる」とも定めていた（二条二項）。

二〇一五年に地域安楽死審査委員会によって制定された実施手引書では、書面による意思表明書の取り扱いが規定された。患者が自己の意思を表現できなくなった場合、事前に作成された安楽死への意思表明書を、医師は、口頭による要請の代わりとして用いることができるとされた。それゆえ、近年こうした措置は認められている。

さらに、二〇一六年一月、オランダ保健省および司法省は、安楽死に関するガイドラインを改定し、重度認知症患者への安楽死の規制を緩和した。認知症の人がまだ自分の意思を表明できる段階で、安楽死の希望を書面で医師に提出しておけば、安楽死が認められることになった。「生命終結の要請の宣言書」を安楽死執行時の口頭による意思確認と同等に扱うということの決定は、認知症が進行した患者の安楽死をいっそう容易にした。

認知症の老女を押さえつけて致死薬を注射

規制が緩和されていくなかで、二〇一六年四月、懸念されていたことが起こった。一人の女性医師が七四歳の認知症の女性のコーヒーにこっそりと鎮静薬を混ぜ、彼女を眠らせてから致死薬を注射しようとした。ところが、彼女が目を覚まし抵抗したため、医師は家族に彼女を押さえつけるよう頼み、致死薬を注射して、彼女を死なせたのである。

医師は法で認められた安楽死として届出たが、地域安楽死審査委員会から叱責された。医師は、彼女はよく怒ることがあり、夜に廊下を歩き回ることもあった、これを耐えがたい苦痛のしるしとみなしたと述べたという。

彼女のこの症状は、認知症の医学によれば、行動・心理症状（BPSD）の一つと位置づけられる。この症状を悪化させないようにすることが、認知症ケアの最大のポイントの一つとされている。だが、この医師はこれを「耐えがたい苦痛のしるし」と解釈し、安楽死を許容する要件の一つと見たわけである（Die Zeit Online 2018.2.16）。

彼女は事前の安楽死への意思表明書を書いていたが、安楽死実行時に彼女の意思は明確ではなかった。地域安楽死審査委員会はこの件の書類を検察庁検事長会議に送った。犯罪容疑での捜査が始められた結果、二〇一八年一一月九日検察はこの医師を起訴することを決定。安楽死法制定後、初の刑事裁判が始まることになった（ドイツ医師新聞 2018.11.10）。

安楽死を容認していたオランダ社会でも、この事件は衝撃的だった。オランダの医師などが、無防備の人の命を終わらせることに対して非常に道徳的嫌悪感を覚えるとして、認知症が進行した人への安楽死に反対するオンライン署名を始めた。これまでも認知症が進行した人への安楽死は行われ、地域安楽死審査委員会によってすべて容認されてきた。だが、これ以上広がらないよう歯止めを求めたのである。呼びかけ人のなかには、安楽死合法化の推進者として知られる精神科医バウドワイン・シャボット（一四頁のシャボット事件の被告）も含まれていた。

安楽死法は認知症や精神疾患を抱えた「傷つきやすい立場の人々」を守ることができなくなったのではないか。シャボットは最近そう思い始め、インタヴューのなかで、安楽死法の根本的な問題点を指摘している（Dementia patients too often being killed wrongful）。ここで長年、安楽死問題に関わってきたシャボットが指摘する要点を次の四つにまとめて提示したい。

認知症と精神疾患

シャボットは、安楽死の件数の増大については気にしていない。注意を払うべきは、認知症と精神疾患を理由とする安楽死件数の増大だという。

1-5にあるように、認知症患者の安楽死は二〇〇九年に初めて一二件が報告されたが、一六年には一四一件と、七年で約一二倍に増えた。慢性精神疾患患者の安楽死は〇件から六〇件まで増えている。シャボットはこの急増が心配だという。

認知症や慢性精神疾患など脳の疾患を持つ人は急増していて、こうした病気の治癒は難しい。これらの疾患グループが医療や介護の財政的問題に影響を与えているため、認知症や精神疾患の患者の安楽死のケースがますます急増する可能性がある。

この増加には、実は先述したSLK（生命の終結クリニック協会）が深く関わっている。二〇一五年までに、認知症患者に対する安楽死の四分の一がSLKの医師によって実施された。二〇一六年には、それが三分の一に上昇している。二〇一五年までにSLKの医師が行った安楽死の六〇%を慢性精神疾患患者が占め、一六年までに七五%（六〇人中四六人）に増加した。これらの数字は、地域安楽死審査委員会の年次報告書やオランダ保健研究開発機構（ZonMW）による五年ごとの評価書の統計には現れない。

たしかに、二〇一六年に精神科患者六〇人に安楽死が実行されたことは、地域安楽死審査委員会の年次報告書に記載されている。しかし、これらのケースのうち四六件が、安楽死の要請を受け入れたSLKの医師によって実行されたことは、報告書のどこにも記されていない。その数字は、SLKの年次報告書から拾い上げなければならない。

シャボットは問うている。この不透明さはまったく偶然だろうか、と。

1-5　**オランダの安楽死に含まれる認知症・精神疾患の患者数**（2007〜16年）

年	認知症	精神疾患	総数
2007	—	—	2120人
2008	—	2人	2331人
2009	12人	0人	2636人
2010	25人	2人	3360人
2011	49人	13人	3695人
2012	42人	14人	4188人
2013	97人	42人	4829人
2014	81人	41人	5306人
2015	109人	56人	5516人
2016	141人	60人	6091人

出典：Boudewijn Chabot, Worrisome Culture Shift in the Context of Self-Selected Death（translation）, NRC Handelsblad 2017年6月16日 https://trudolemmens.wordpress.com/2017/06/19/the-euthanasia-genie-is-out-of-the-bottle-by-boudewijn-chabot-translation/

「合理的な解決策」の拒絶

安楽死の要件のなかでも、「患者の苦痛が永続的、かつ耐えがたい」ことと、「患者の病状の合理的な解決策が他にない」ことが、とくに重要である。シャボットは、この両者は密接に連関しているという。

かつては、養護老人ホームへの入居や、薬物治療を受けることは、安楽死に代わる「合理的な解決策」と考えられていた。少なくとも、それらの「解決策」は試してみなければならなかった。けれども、患者の自己決定権が法的にも認められているため、患者自身がその「解決策」を拒むこともできる。そのため、いまでは患者が合理的な選択肢を拒絶することができる。合理的な代替手段が安楽死の防壁にならなくなったと多くの医師が感じている。

かくして、合理的な代替手段というブレーキも消え去ってしまった。一八頁にあげたとくに三つの重要な要件のうち二つが消え、安楽死に対する患者の自発的で熟考された要請という自己決定に要件が収斂《しゅうれん》している。地域安楽死審査委員会は、それにもかかわらず、年次報告書で「希望のない耐えがたい苦しみ」を、あたかもこれが実際に重要な重みを占めているかのように語り続けている、とシャボットは批判している。

死への希望が深刻で永続的な欲求であるかどうかを医師が確実に判断することは、治療的関係のなかでさえ難しい。認知症と精神疾患の人に対する安楽死の多くがＳＬＫの医師によって行われているが、その医師たちは原則としてこれらの患者の病気を治療することはない。治療関係がなければ、なおのこと、その判断は難しい。にもかかわらず、ＳＬＫの精神科医は、治療関係なしでもそうすることができると言っている。患者と治療関係を持たない医師が、患者の苦しみが改善の望みがなく耐えがたく代替手段もないと判断しているのである。

地域安楽死審査委員会の限界

そのような判断が適切であったかを事後チェックするのが、地域安楽死審査委員会の任務である。ところが、このチェックが困難であることを委員たちは自ら知っている。患者の苦悩に耳を傾けたうえで、医師と相談医が苦しみを「耐えがたい」と判断した場合、それについて、これ以上のことを他の誰が言えるだろうかと。

安楽死法施行後、オランダ保健研究開発機構による五年ごとの二回目の評価書（二〇一二年）ですでに、「改善の見込みがない耐えがたい苦しみ」という「注意深さの要件」が満たされたかについて、地域安楽死審査委員会はほとんど議論していないことが明らかになっている。二〇一六年に、地域安楽死審査委員会は、認知症と精神疾患の安楽死二〇一件のうち、「耐えがたい苦しみ」の要件が満たされていなかったため、注意深くないと判断したのは、たったの一件だった。

毎年約四〇〇万ユーロ（約五億二〇〇〇万円）のコストがかかるこの審査制度は、実際にどんな問題を解決しているのかとシャボットは疑問を投げかけている。安楽死法の解釈の根幹は、つまるところ、「医師と相談医が何をもって改善の見通しなく耐えがたい苦しみとして受け入れたか」にあるというのにである。

さらに、自分が殺されることをもはや理解できない認知症の人をどうやって安楽死させるのか、その執行方法の実態についても地域安楽死審査委員会が沈黙し続けることは、委員会の透明性が問われているとシャボットは批判している。

「善良な仕事」とみなす文化

二〇一六年の集計では、SLKのなかで約四〇人の医師が活動し、四九八件の安楽死を請け負った。一人の医師につき平均して一二件である。したがって、一人の医師が月に一件の割合で安楽死を請け負った計算になる。致死薬の注射が毎月のルーティンになる医師に、いったいなにが起こるだろうか。

彼らはたしかによい意図を持ってはいるが、障害を抱えてもまだ生きようとしている弱い立場の人々のなかにくすぶり続けている火（希死念慮＝死にたいと願うこと）に油を注ぎ、どのように煽《あお》れば燃えあがる炎になるかを理解しているようにも見えるとシャボットはいう。

SLK内では、とくに重度の認知症と慢性の精神疾患の患者に対して、安楽死を「善良な仕事」と考えるような集団文化が現われている。SLKで活動する医師たちは、自分たちを「最前線」と考え、SLKを「専門的知識と技術のセンター」と自負している。しかし、残念なことに、彼らには緩和ケアについての専門的知識がほとんどない。また、患者が緩和を含む治療を拒否したとしても、それは自己決定の表明として受け入れることができるとする。そのため緩和ケアの専門的知識は不要と考えている。

安楽死の要請の数多くをSLKが拒絶しているのだが、その事実は、たいして重要ではない。そもそも安楽死の要件に該当しない人々が、SLKに連絡を取ってくるからだ。

以上、記してきたように、シャボットは、認知症と精神疾患を理由とする安楽死件数の増大、「合理的な解決策」の軽視、地域安楽死審査委員会の限界、SLKの文化の四点を懸念しながら、安楽死法はどこへ向かうのか、オランダにおける安楽死の実施は暴走し始めているのではないかと問うている。

オランダの安楽死制度に対する批判は、多方面から山のようにある。そのほとんどが安楽死合法化反対論者からである。しかし、安楽死の合法化に大きな役割を果たしたシャボットの指摘は、オランダ安楽死制度の現況の核心的問題をついている。彼は、安楽死の件数が数年で一万件を超えても、まったく気にならないと言い放つ通り、いまも安楽死制度の確信的な支持者である。その有力な支持者にして安楽死の内部事情にも通じた人の言葉であるだけに、彼の指摘は重い。

安楽死増加の背景

安楽死の件数が年々増加しているのには、日本と同様、団塊世代の高齢化で多死社会を迎えたという事情がある。さらには、キリスト教信仰が薄れ、死の自己決定への願望が強まっていることが影響している。オランダの地域安楽死審査委員会事務局長のフィセー博士はこう指摘している。

ベビーブームの時代に生まれた人たちが高齢となってきました。彼らは自分の人生を管理したいと思っています。その年代の人たちは昔の高齢者に比べて、安楽死要請に踏み切るのがより容易な世代なのだと感じます。　（「オランダ安楽死審査委員会訪問記録」）

前出の老年医学・緩和医療の専門医フドハルト医師は次のような趣旨で、この傾向をとらえている。

キリスト教は重要なファクターの一つで、神を信じる人は、神は全能で、神がすべてを決めると信じている。それゆえ、こういう人は神に依存し、自分で自分の人生の終わりを決めることはできない。オランダのキリスト教徒のほとんどは安楽死に反対の立場で、むしろ緩和ケアに同意している。

しかし、過去五〇年に、キリスト教徒は減少している。この減少は安楽死の台頭に関係している。とくに高学歴の人の間では、キリスト教徒は減少傾向にある。安楽死を依頼する患者の傾向として、自分で何もかも決めたいというタイプの人が多い。「私は、これは良くないと思う、私は自分で手配する」といった風に、自律をなによりも重視する。そういうタイプの人は家庭医に対し、例えば「先生、私にはこの痛みはもう耐えがたいです。これはつらすぎます。土曜の朝一〇時に安楽死したいです」と言ってしかし、そのように依頼する人は少数派だ。何もかも自分でコントロールしたいと思っている性格の人は、一〇～二〇％程度だ。オランダ国民のうち、大多数は安楽死を依頼しないが、全国民のうち、人生をすべて自分のコントロールのもとにおき、自分で何もかも決めたいという、こういうタイプの人が安楽死を依頼する。

（「オランダ安楽死審査委員会訪問記録」から要約）

ここには、現在のオランダ社会の雰囲気が語られていて興味深い。オランダはキリスト教国で、神によって与えられた生を全《まっと》うするという価値観が支配的であった。しかし、キリスト教信仰が薄れるとともに、自分の死を「自己決定したい」という思いが強まってきた。とくに団塊世代が高齢期を迎え、自分でなにもかも決め自分の人生のすべてを自分でコントロールしたいというタイプの人が、安楽死の新たな適用例を、先陣をきって開拓している。

リュック・デリエンス教授（ブリュッセル自由大学。社会学・健康科学・緩和ケア研究）も、大規模なヨーロッパ価値観調査をふまえ、信仰心の衰退と自己決定権についての信条が安楽死容認度と強い結びつきがあることをつきとめている（「安楽死――ヨーロッパおよびベルギーにおけるスタンスと実務」）。

地域安楽死審査委員会事務局長フィセー博士は「最近変化したこと」を次のように述べている。

注意深さの要件に関して、……法の施行開始時は、文字通りに静かに解釈されていましたが、最近は、医師のなかには、法解釈のリミットぎりぎりの境界線を探す人も出てきました。認知症、精神疾患などの場合が多くあげられています。いま委員会が医師会やオランダ自発的生命終結協会との話し合いで焦点となっているのは、「注意深さの要件」の制限範囲の拡大解釈に関してです。（『終末期医療を考えるために』）

安楽死の穏健な支持者で、二〇〇五年から一四年まで地域安楽死審査委員を務めたテオ・ブール教授（ユトレヒト大学。倫理学・神学）は、近年の適用拡大に疑問を呈している。三人の審査委員全員が疑義を出さないと、検察に疑義報告をしないことになっているため、ブール自身が疑義を感じた案件もことごとく多数決で否決され、検察に疑義報告されなかったからだ。

安楽死法には、死期が迫っているなどの終末期の限定がない。安楽死は瀕死の病気の場合にのみ適用されると法に書き込まなかった点を、ブールは問題視しているのだ。これまで安楽死法のもとで約三万五〇〇〇件の安楽死が行われ、うち七〇件が検察に疑義報告された。しかし、起訴されたのはゼロである（Rushing toward death? Assisted dying in the Netherlands. この時点で〇件。その後、既述のように、起訴されたケースが出ている）。

オランダは闇の安楽死をなくすために安楽死法を制定し、万全のチェック体制をとって厳格な法の運用に努めてきた。地域安楽死審査委員会の報告書では「注意深さの要件」を満たしていないと裁定されたものは、ごくわずかである。弱い立場の人への非自発的な安楽死もない。したがって、「すべり坂」は起こっていないと自己評価してきた。法を厳格に運用し透明性も保障しようとするこうした姿勢と努力は評価されてきた。

しかし、二〇一六年四月に起こった認知症の女性を押さえつけて「安楽死」させた事件は、そうした評価に疑問符を付すことになった。今後、安楽死の適用がズルズルと拡大し、法の拡大解釈がさらに進むのかを注視していく必要があろう。

〔四版付記〕

認知症の女性を安楽死させた事件（三七頁）で、ハーグ地方裁判所は二〇一九年九月一一日、医師を無罪とする判決を下した。検察は最高裁判所に控訴したが、最高裁は二〇二〇年四月二一日、地裁の判決を妥当と認めた。その経緯と意味を盛永審一郎教氏は現地での取材も踏まえて詳細に報告している（『認知症患者安楽死裁判』二〇二〇年）。

この事件の影響であろうか、法制定以来伸び続けてきた安楽死の件数が、初めて大きく減少した（二〇一八年六一二六件）。二〇一九年は六三六一件と再び増加に転じた。無罪判決を受けて、さらに増加し、二〇二〇年には八七二〇件となった。

第2章　容認した国家と州――医師と本人による実施

オランダで安楽死法が成立した翌年、つまり二〇〇二年にベルギーでも「安楽死に関する法」（以下、安楽死法と略記）が制定された。さらに、二〇〇九年にはオランダ、ベルギーとベネルクス三国の一角を占めるルクセンブルクが、国家元首である大公の反対を押し切り、二〇一六年には大西洋を渡りカナダでも、同様の法が制定される。

この章ではオランダから始まった流れがどのように引き継がれ、また各国でどのような特徴があるのか見ていこう。

1　安楽死に「最も寛容な国」ベルギー――子どもの〝死〟の容認

ベルギーの「安楽死法」

ベルギーの安楽死法の制定はオランダとほぼ同時期である。だが、オランダが長い時間をかけて安楽死法に到達したのに比べて、ベルギーでは議会や政府での議論はわずか三年間だけであった(「オランダとベルギーにおける安楽死と医師による自殺幇助」)。

オランダの法と類似している点も多いので、異なる点を中心に見ていこう(「ベルギーにおける終末期医療に関する法的状況」参照)。

まず法の名称は「安楽死に関する法」といい、そのものずばりである。オランダの法には、「安楽死」という語は一度も出てこない。代わりに「生命の終結」と「自死介助」という語が使われている。これに対して、ベルギーは、「安楽死」(l'euthanasie)という概念が法名に入った世界初の法である。安楽死の法的定義は「第三者により実施される、本人の要請に基づいてその者の生命を意図的に終わらせる行為」とされている(二条)。自死介助については、後述するが、法に規定はない。

オランダの法では、刑法の改正が盛り込まれているが(二〇条)、ベルギーの安楽死法は刑法の条文の改定を含んでいない。安楽死の実施が、安楽死法三条で、一定の要件と手続きを満たしていることが「確認される場合には、罪を犯すことにはならない」と規定して、そのような場合に、安楽死を刑事罰から外している(三条一)。

安楽死が許容される要件は、オランダの法に類似している。本人の自発的で熟慮された要請があること。医学的に解決策のない状態にあり、持続的で耐えがたい肉体的または精神的苦痛に苛《さいな》まれ、その苦痛が緩和されることができず、かつ事故または病気による重篤《じゅうとく》で不治の疾患に起因することなどである。

実施後の手続き——二つのファイル

安楽死の実施後の手続きも、オランダに類似している。安楽死または自死介助を実施した医師が、所定の書類を連邦監督評価委員会に提出し、委員会が安楽死の事後審査を行う。

一六名の委員によって構成され、八名は医学博士（そのうち少なくても四名はベルギーの大学の教授）、四名はベルギーの大学の法学教授または弁護士、四名は不治の疾患患者の問題に取り組む立場の人々から選出する。立法議会議員と政府や自治体関係者はその任期中は委員を兼ねることはできない。任期は四年で再任可である。オランダでは五つの地域安楽死審査委員会が設置されているが、ベルギーでは単一の委員会である。

提出された事案を審査し、法が定めた要件を満たしているか、二ヵ月以内に「意見を表明する」。オランダと異なるのは、安楽死した患者と、それを実施した医師が匿名である点である。これは、医師が届出をしやすくするためである。

医師が届出る登録文書は二つのファイルからなる。第一のファイルには患者の氏名と住所、主治医の氏名などが記載される。第二のファイルには、患者と医師が匿名化されている。委員会は、通常は、匿名化された第二のファイルのみに基づいて審査する。ただし、追加情報がないと当該事案に結論を出すことができないと判断した場合、委員会の多数決により匿名化を解除して、第一のファイルを開けることができる。二〇一六～一七年の二年間をまとめた最新の報告書によれば、匿名のまま問題なしと判定したものは七六・三％、匿名化を解除しして審査したものは二三・七％である。

事前の宣言と自死介助

安楽死法の三章には「事前の宣言」の規定がある。ここでは「本人がその意思をもはや表示できない場合のために、安楽死を実施する旨の本人の意思を宣言のなかに書きとめておくことができる」とある。重篤となり意識不明となったり認知症が進行した場合などへの備えである。意思表示が不可能となる前の五年以内に作成された宣言書が有効とされている。

オランダと後述するルクセンブルクの安楽死法が自死介助も含んでいるが、ベルギーの安楽死法には、自死介助の規定がまったくない。伝統的に自殺を罪としてきたキリスト教への配慮と思われる。しかし、二〇〇五年に補足された法律により、薬剤師が致死薬を医師に引き渡しても、「この法律に従っていることを医師が明白に記載した処方箋に基づきそれを行う場合には、いかなる罪を犯すことにもならない」という条項（三条の二）が加わった。

この改正によって、医師が患者に致死薬を処方する自死介助も安楽死の一形態として認められるようになる。だが、法には自死介助についての規定はまったくない。にもかかわらず、連邦監督評価委員会は医師による自死介助の件数を報告し、これらのケースも法に定められた要件と合致しているとみなしている。同委員会によれば、安楽死の執行の形態について、法は何も言及していないからである（「ベルギーにおける終末期医療に関する法的状況」）。

なお、緩和ケアに関する法律が、安楽死法と同じ二〇〇二年のほぼ同時期に制定された。そこでは、不治の患者のすべてに対して、「できる限り良い生の質（QOL）」を保障するような適切な緩和ケアを提供すべきと定めている。また、患者の権利の法律（二〇〇二年）は、世界医師会のリスボン宣言をふまえて、患者の権利全般を定め、患者が治療を拒否する権利も定められている。治療を中止して、患者が死に至るケースはこの法に基づいている。

認められた子どもの安楽死

二〇一四年には、末期症状の子どもにも死を選ぶ権利を拡大する改正法が成立した。年齢制限なしに子どもの安楽死が合法化されたのだ。

二〇〇二年の安楽死法では、安楽死を要請できる患者の年齢は、法的能力のある成年者（一八歳以上）または一六歳以上で結婚している者とされていた。だが一四年の改正によって、「判断能力がある未成年者」も一定の条件を満たせば、安楽死が可能となった。

ただし、成年者は、安楽死の条件が疾患の「末期」に限定されないが、未成年者の場合は、「短期間のうちに死」に至る場合という条件が加わり、要件は厳しい。

なお、法律の条文には、とくに「〜歳以上の未成年者」という規定はない。このように、安楽死の対象の年齢制限を法的に完全に撤廃したのは、ベルギーが世界初であり、世界を驚かせた。ただし、年齢制限はないが、「事理弁識能力を有する未成年」と規定され、判断能力を持つかどうかについて、児童精神医学者または心理学者に相談し、その能力を証明する必要があるという条件が付いている。

これに関して、憲法裁判所が二〇一五年一〇月二九日の判決で「未成年者が有していなければならない判断能力は、安楽死の要請およびその結果の現実的な影響を評価する適性に関わるものであって、新生児または低年齢の子どもは安楽死の適用から除外される」と判示した（「ベルギーにおける終末期医療に関する法的状況」）。

安楽死の対象を子どもにも拡大する改正法に対しては、国外からだけでなく、ベルギー国内でも反対の動きがあった。それはキリスト教会関係者だけではなく、医療界や一般社会からでもある。とくに一六〇名の小児科医のグループ（小児科医の約一〇％）が公開書簡を出し、この法改正には必要性も緊急性もないといって反対していた。しかし、法案はベルギー議会で二〇一四年二月に、賛成八六、反対四四、保留一二で可決された。賛成したのは自由民主党、社会党、緑の党、それにオランダ語圏の地域主義政党である。反対したのはキリスト教民主主義政党などだった（『ル・モンド』紙二〇一四年二月一三日）。

子どもにも安楽死を認めるべきだという立場の人々は、不治の病に直面した子どもは、大人が驚くほどしっかりした考えを持っているという例を出す。しかし、生死の問題は長い人生経験を重ねても簡単にはわからない。人生経験がまだ圧倒的に少ない子どもに、死を選ぶ

2-1　**ベルギーの安楽死の推移**（2003〜17年）

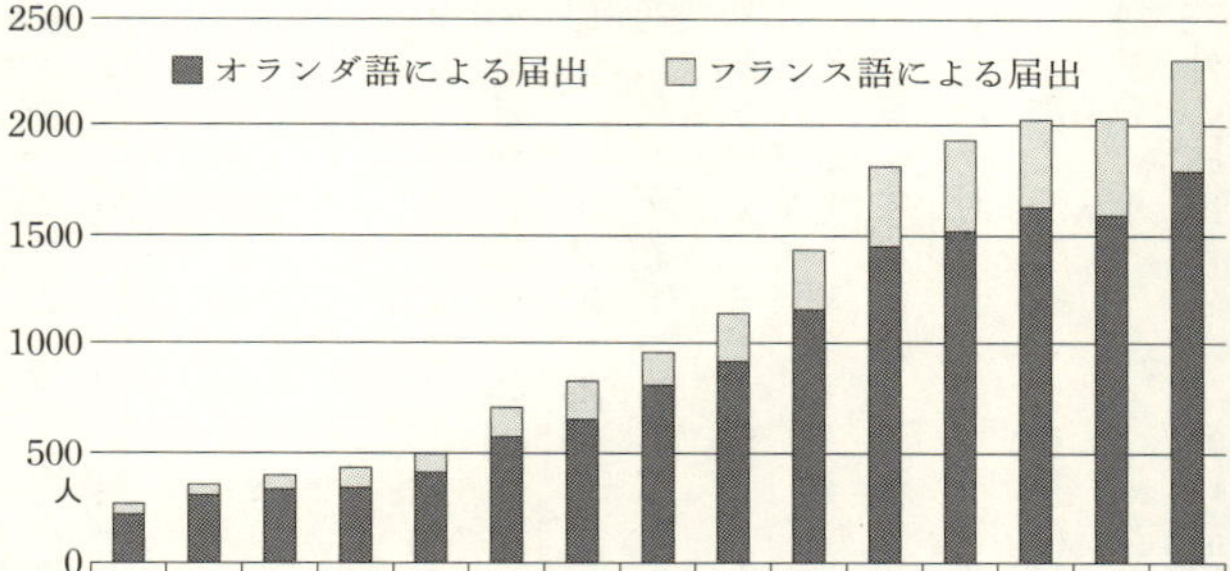

年	03	04	05	06	07	08	09	10	11	12	13	14	15	16	17
□	43	45	61	89	83	126	166	144	215	276	353	405	393	435	517
■	216	304	332	340	412	578	656	809	918	1156	1454	1523	1629	1593	1792
届出総数	259	349	393	429	495	704	822	953	1133	1432	1807	1928	2022	2028	2309

注記：2003年には2002年の約3カ月分を含む
出典：連邦監督評価委員会第8次報告書，2018年公表　Commission fédérale de contrôle et d'évaluation de l'euthanasie, Commission euthanasie Huitième rapport aux Chambres législatives années 2016-2017

権利を認めることが、はたして子どもの人権を守ることになると言えるのか、疑問が多い。

ベルギーの安楽死の実態

連邦監督評価委員会は、審査状況の統計的報告と運用状況についての評価を二年ごとにまとめて、議会に提出することが法によって義務づけられている。連邦監督評価委員会が二〇一八年に公表した第八次報告書をもとに、統計的な概況と法の運用実態をみてみよう。

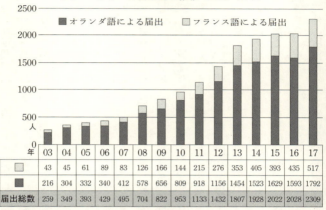

ベルギーにおける安楽死の実施件数は2-1の通りである。

法は二〇〇二年九月二三日に施行されたため、二〇〇二年は二四件にすぎなかったが、一〇年には九五三件となり、その後も五年間で二・一倍以上に増加し、一七年には二三〇九件にのぼっている。前年に比べて約一四％増である。二〇一七年のベルギーの人口は約一一三〇万人で、年間死亡者数は約一一万人であるから、安楽死によって最期を迎えた人は、全死亡者の約二・一％となっている。

ベルギーは、フラマン語（オランダ語）を話すフラマン人が五八％、フランス語を話すワロン人が三一％であるが、言語別では、オランダ語による安楽死の届出が圧倒的に多く七八％、フランス語による届出が二二％である（二〇一六〜一七年）。オランダ語圏が占める割合の高さが目立つ。隣国オランダの影響が強いためとも考えられる。

以下、2-2で年齢別、疾患などの属性で見ていこう。二〇一六〜一七年の二年間で、四三三七人が安楽死したが、この二年間の総数からの割合である。

年齢別は六〇〜八九歳で、七六％を占める。未成年者も三名含まれている。未成年者のケースは、二〇一四年に年齢制限なしに子どもの安楽死が合法化されてから、今回の報告書で初めて登場するため、詳細な報告がある。

年齢はそれぞれ九歳、一一歳、一七歳である。疾患は、重度のデュシェンヌ型筋ジストロフィーによる筋肉および神経筋障害、神経膠芽腫《こうがしゅ》（悪性脳腫瘍の一種）、囊胞性線維症《のうほうせいせんいしょう》による代謝異常。

三件の届出書とも非常に詳細に書かれていて、若年者の識別力が児童精神医学者または心

2-2　ベルギーの安楽死の概況（2016〜17年／総計4337人）

◎年齢別

18歳未満	3人	0.1%
18〜29歳	19人	0.4%
30〜39歳	37人	0.9%
40〜49歳	133人	3.1%
50〜59歳	418人	9.6%
60〜69歳	920人	21.2%
70〜79歳	1138人	26.2%
80〜89歳	1237人	28.5%
90〜99歳	414人	9.5%
100歳以上	18人	0.4%

◎疾患別

がん	2781人	64.1%
多疾患	710人	16.4%
神経系疾患	301人	6.9%
循環器系疾患	169人	3.9%
呼吸器系疾患	137人	3.2%
精神及び行動障害	77人	1.8%
筋骨格系・結合組織の疾患	43人	1.0%
外傷、中毒による病気、外的要因による結果	35人	0.8%
その他	84人	1.9%

◎届出に記載された苦痛の割合

肉体的かつ精神的苦痛	62.5%
肉体的苦痛	33.5%
精神的苦痛	4.0%

◎死亡した場所

自　宅	1954人	45.1%
病　院	1686人	38.9%
介護療養施設	604人	13.9%
その他	93人	2.1%

◎相談される医師の資格の割合

総合診療医	36.5%
専門医	35.8%
LEIF/EOL 養成プログラムを修了した医師	20.4%
緩和専門医	7.4%

出典：連邦監督評価委員会第８次報告書（2018年公表） Commission fédérale de contrôle et d'évaluation de l'euthanasie, Huitième rapport aux Chambres législatives années 2016-2017 を基に著者作成

理学者によって明白に確認されたことを連邦監督評価委員会も確認することができた。他の多くの医師とケア提供者が協議したうえの結論である。連邦監督評価委員会はこれら三件の届出書を全会一致で承認したとある。

この項目の最後に、報告書は次のように述べて、安楽死法から年齢制限を撤廃したことを正当化している。「子どもの安楽死が少数の子どもにとどまったことは幸いだったが、安楽死法を分別のある未成年者にまで広げることは理にかなっている。子どもたち

に、人生の終わりについての自由な選択と対話を許すことを目的としているからだ」。

疾患別ではがんが最も多く、六四・一%である。

苦痛別では、2-2の「届出に記載された苦痛の割合」通りだが、精神的な苦痛の例として、他者に依存することになる苦痛、自律の喪失、孤独、絶望、尊厳の喪失、社会的な接触を保つ能力の喪失への恐れなどがあげられている。

また、死期が切迫しているケースが三六八三件、安楽死全体の約八五%で、短期間に死が予測できないケースが六五四件、全体の一五%である。

主治医は安楽死を要請する患者の「疾患の重篤かつ不治という性質に関し、……他の医師に相談する」ことが義務づけられている（安楽死法三条二3）。そのうえで「相談を受けた医師はカルテの内容を把握し、患者を診察し、その肉体的または精神的苦痛が持続的に耐えがたく、かつ緩和することのできない性質のものであることを確認する」（同）。相談を受ける「第一の医師」は「患者に対しても、主治医に対しても独立し、〔患者の疾患に〕関連する病理学の専門的知識を有していなければならない」と規定されている（同）。

「第一の医師」は、2-2「相談される医師の資格の割合」に見るように、総合診療医三六・五%、専門医三五・八%、終末期情報フォーラム（LEIF）／終末期フォーラム（EOL）の養成プログラムを修了した医師二〇・四%、緩和専門医七・四%である。

終末期情報フォーラム（LEIF）や終末期フォーラム（EOL）は、安楽死を決定した行する医師や、安楽死について相談を受ける医師、医療関係者、患者およびその家族を助言し支援するためのオープンなフォーラムで、この組織の養成プログラムで訓練を受けた医師が、安楽死の約二割を担当している。

先述した「事前の宣言書」に基づく安楽死は、この二年間で五八件、全体の一・三％であった。オランダの項でも述べたように、事前の宣言書の有効性が問われるが、ベルギーの安楽死法では、五年以内に書かれた宣言書はすべて有効としている（四条一）。そのため、五八件すべてで、以前に執筆された宣言書が有効とみなされた。

死亡場所は２－２の通りである。割合は自宅が約四五％、病院が約三九％である。介護療養施設での安楽死が二〇一七年に増加して三四八件となり、同年の全体の約一五％を占める。

なお、二〇一六～一七年の二年間では、法の要件を満たしていないものはなく、検察に書類を送付したケースはゼロであった。

しかし、二〇一五年には、法の施行後初めて、一件を法の要件を満たしていないと判断して、検察に書類を送付した。それはマルク・ファン・フーイ医師が二〇一五年六月二二日に誕生日前日の八四歳の女性シモーナ・デ・モールを安楽死させた事件である。

シモーナは肉体的な疾患も精神的な疾患もなかったが、三ヵ月前に娘を失い悲嘆に暮れ、娘と再び一緒になりたいと願っていた。ファン・フーイ医師は抗うつ薬を数ヵ月間処方した後、娘の死に由来する耐えがたい心理的苦痛に治療の望みはないと判断し、彼女の安楽死の要請を受け入れた。医師は安楽死の届出に患者の疾患名を「反応性うつ病」と記載した。また第二の医師への相談は行っていなかった（「ベルギーにおける終末期医療に関する法的状況」）。これまでに約一万二〇〇〇件の安楽死の届出が出されたなかで書類送検されたケースはこれが初めてであった。

欧州生命倫理研究所からの批判

欧州生命倫理研究所はベルギーの安楽死法施行一〇年の節目にあたり、独自の視点から、安楽死法の運用実態を批判的に総括した。この研究所は、生物医学分野の進歩がもたらす法的・倫理的問題に関心を持つ医師や法学者、科学者などが二〇〇一年ブリュッセルに設立した非営利団体である。妊娠から自然死までの人間の尊重と保護に基づく生命倫理学の精緻《せいち》化に貢献することをめざしている。

連邦監督評価委員会は先述したように、届出られた安楽死の案件が法の要件を満たしているかを審査する使命を担っている。ところが連邦監督評価委員会は権限もないのに、法の条文を勝手に拡大解釈していると批判している。それは次のような法的条件に関して、法が想定しているコントロールを無効にするほど、あまりに自由な法解釈になっているとする。

①書面による宣言書の不在

安楽死法は、患者の安楽死の要請は書面によりなされなければならないと規定している(三条四)。ところが、二〇〇二〜〇三年の二年間で、一四の届出に要請の書面が付いていなかった。これについて連邦監督評価委員会は、死期が切迫していたためであろうと解釈し、そのような場合には書面は不要だと法を勝手に解釈していた。

②患者が深刻で治癒不可能な状態でなければならないという要件

第二次報告書（二〇〇四〜〇五年の二年間のまとめ）から、安楽死を正当化する疾患名に「多疾患」というカテゴリーが見られるようになった。「多疾患」とはもともとは生命を脅かすさまざまな不治の疾患に苦しむ患者のケースをさしていた。だが、第四次報告書（二〇〇八〜〇九年の二年間のまとめ）では、致命的でないさまざまな疾患に苦しんでいる患者のケースをこのカテゴリーのなかに含めている。それ自体生命を脅かすものではないが、複数の疾患の並存によって、生命を脅かす不治の疾患という要件が十分に成り立っていると連邦監督評価委員会は考えている。

③和らげることができない持続的で耐えがたい苦しみという要件

第一次報告書のなかで、耐えがたい苦痛か否かの評価は主観的で患者のパーソナリティや考え方や価値観によると連邦監督評価委員会は考えている。また、和らげることができない苦痛に関しては、患者は疼痛《とうつう》緩和治療を拒否する権利を持つ事実を考慮しなければならないと述べている。ということは、苦痛を和らげる治療法があるのに、患者がその治療法を受け入れがたいと思った場合は、「和らげることができない耐えがたい苦しみ」が存在し続けることになる。患者の苦しみが耐えがたく和らげることができなかったかを検証することが連邦監督評価委員会の使命であり、法の核心でもあるのに、その使命は実行しえないと連邦監督評価委員会は決定したのである。

④医学的に介助された自死の事例

連邦監督評価委員会はいくつかの届出書のなかで、医師が致死薬（バルビツール酸）を手渡し患者が自ら服用する方法も確認している。これは安楽死ではなく、医療的に介助された自死であって、安楽死法の範囲に明示的には含まれていない。連邦監督評価委員会は第一次報告書から、この医療的介助自死が、安楽死の法的条件と手続が尊重されるかぎり、法で認められているし、安楽死の具体的な方法は医師の責任のもとで行われると自由に解釈している。（Euthanasia in Belgium : 10 years on／「ベルギーにおける終末期医療に関する法的状況」）。

躁うつ病患者、受刑者の安楽死

このように欧州生命倫理研究所は批判するが、ベルギーの連邦監督評価委員会の審査は、オランダと比べても、かなり寛大な印象を受ける。そのため、安楽死について、ベルギーは「安楽死に最も寛容な国」と見られている。そのような寛大な審査のなかでも、最近話題になったケースに次のようなものがある。

まずは躁うつ病の患者の安楽死についてである。自殺の大きな原因の一つにうつ病があることはよく知られている。そのためうつ病などの精神疾患患者による安楽死の要請は、ベルギーでも、とりわけ厳しく精査される。しかしながら、躁うつ病の患者の安楽死が二〇一三年に実際に行われた。国際ジャーナリストの宮下洋一の詳細な報告によれば、その患者は三〇年以上にわたって躁うつ病に苦しんできたが、四九歳のとき、医師の手による安楽死によって生を終わらせた（『安楽死を遂げるまで』）。

刑務所内における安楽死も大きな話題になった。強姦殺人などで二六年間収監されていた受刑者に対して、安楽死を認める決定がなされたのである。

複数の強姦罪と強姦殺人罪一件で有罪判決を受けた受刑者は、自らを社会への脅威と考え、早期の仮釈放を辞退してきたが、収監されている状況は非人間的で耐えがたいと主張し、精神医療センターでの治療を求め、それが認められない場合には安楽死を望んでいた。

彼の弁護士によれば、この受刑者は激しい性衝動を抑制することができないため「耐えられない」精神的苦痛を受け続けているとして、国に対し自死介助を何年にもわたって要請してきた。受刑者はこうした意味で法的条件をすべて満たしており、「これ以上、この状況下で生きることに耐えられない。もうこの痛みを受け入れられない」と感じてきたという。この希望を医師らが承認し、二〇一五年一月一一日に刑務所内で、本人の自発的意思により薬物注射で安楽死することが決まった。しかし、これが報道され、人権活動家らが反発したため、直前で法務大臣が安楽死の中止と医療施設への移送を発表した（AFP二〇一四年九月一六日、二〇一五年一月七日）。安楽死の実行にまで至らなかったが、激しい性衝動を抑制することができない受刑者が、「耐えられない」精神的苦痛を受け続けているという理由で、安楽死がいったんは承認されたという事実は残った。

他にも、性転換手術に失敗後、「耐えがたい精神的苦痛を抱えていたことは明らかだった」という理由が認められ、二〇一三年九月三〇日に安楽死した男性の例も話題になった（AFP二〇一三年一〇月二日）。

欧州生命倫理研究所のカリーヌ・ブロシェ理事は、こうした事例をふまえて「安楽死の軽薄化（浅薄化）」が起きていると指摘している（APA通信二〇一七年一一月一日）。ベルギーでは安楽死はもうすでに日常のふつうの死に方の一つになっているのだ。

2　ルクセンブルク——国家元首の反対、憲法改正による導入

国家元首の署名拒否

人口は六〇万人に満たないが、一人当たりのGDPが世界一、二位を競うルクセンブルク。ベネルクス三国の一角を占めるこの国も安楽死に積極的である。ルクセンブルクの議会では、二〇〇九年に「安楽死 および自死介助に関する法律」(以下、安楽死法と略記)が成立した。この法は、一定の条件のもとで行われた医師による安楽死および自死介助を非犯罪化するものである。この非犯罪化をめぐっては、二〇年以上におよぶ国民的議論があり、国会審議も一九九六年から始まっていた。現在の法に直結する法案は二〇〇二年に議会に提出され、七年間議論が積み重ねられ、ようやく可決された。

ところが、国家元首であるアンリ大公が、自らの良心を理由に、この法律への署名を拒否。議会が決定した法律を公布できないという事態に陥った。ルクセンブルクの憲政史上初の危機である。議会は、法律の公布にとって国家元首の署名を必要としないように憲法を改正して、安楽死法をようやく公布する。ルクセンブルクの安楽死法は憲法を変えてまで求められたのである。(「ルクセンブルクにおける終末期医療関係法の現状と課題」、「ルクセンブルクにおける臨死介助」)。

安楽死法の概要

ルクセンブルクの法はベルギーの安楽死法をモデルにしているため、基本的な構造はベルギーの法と類似している。ただし、ベルギーの法は刑法の改正をともなっていないのに対して、ルクセンブルクの安楽死法は一四条に、刑法の改正条項（定められた条件を満たして行われた安楽死を刑法上の処罰の対象から外すという趣旨）が盛り込まれている。

安楽死の事後審査の仕組みも、ベルギーおよびオランダのものと類似している。事後審査を行うのは、保健省のなかに設置された国立監督評価委員会である。構成と任務について見てみよう。

委員会は九名で構成される。内訳は、医師三名（医療従事者団体から推薦一名、医師会および歯科医師から推薦二名。ただし疼痛緩和の専門的な経験を有するもの一名を含む）、法律家三名（弁護士会の意見に基づき推薦される裁判所付弁護士一名、最高裁判所から推薦される司法官一名、ルクセンブルク大学の教授一名）、保健に関わるいくつかの職業の理事会が推薦する、保健に携わる者一名、患者の権利の擁護を目的とする団体の代表二名である。ただし、国民議会議員、政府または国務院の構成員は委員になることはできない。

委員長は委員の互選による。委員の任期は三年で、任期は三回更新することができる。

医師は安楽死または自死介助を実施した場合、実施後八日以内に委員会に届出をすることが義務づけられている。委員会は届出書類を二ヵ月以内に審査し、妥当性の評価を下さなければならない。

医師が届出る文書は、患者の個人情報や、実行医師とセカンドオピニオンを求められた医師の実名などが記載された第一のファイルと、患者の個人情報などを匿名化した第二のファイルである。委員会は、匿名化された第二のファイルのみに基づいて審査する。ただし、疑義がある場合に、単純多数決により匿名を解除して、第一のファイルを開けることができる。この手続きはベルギーの場合と類似している。

審査の結果は、安楽死法二条二で定められている「手続的要件」(患者への情報提供、患者との協議とその結果のカルテ記載、患者との複数回にわたる面談など)が満たされていないと委員会が判断した場合には、理由を付して主治医に送付する。それとともに、すべての書類および理由が付された決定の副本を医師会に送る。医師会は構成員の過半数により、懲戒手続をとるべきか否かについて一ヵ月以内に決定を下す。

もう一つは、安楽死法二条一であげられている「実体的要件」(患者が法的能力のある成年で、安楽死の要請を行った際に意識がはっきりしていること、その要請が自発的で十分に考慮され繰り返し行われたものであること、患者の苦しみが医学的に解決の見込みがなく持続的で耐えがたいことなど)が遵守されていない場合には、委員会は書類を検察に送付する。検察は刑事訴追するかを検討する。

2-3　ルクセンブルクの終末期意向書

◎登録者数

年	2009〜10	11〜12	13〜14	15〜16	計
男性	285人	222人	272人	224人	1003人
女性	396人	346人	427人	346人	1515人
計	681人	568人	699人	570人	2518人

◎年代別内訳

18〜40歳	27人	51〜60歳	105人	71〜80歳	144人
41〜50歳	51人	61〜70歳	168人	81〜100歳	68人

出典：国立監督評価委員会第4次報告書（2017公表）Commission Nationale de Contrôle et d'Évaluation de la loi du 16 mars 2009 sur l'euthanasie et l'assistance au suicide, Quatrième rapport à l'attention de la Chambre des Députés（Années 2015 et 2016）

オランダおよびベルギーと比べて、「手続的要件」を満たさない場合は、医師会による懲戒手続の検討、「実体的要件」を満たさない場合は、検察への書類送付という区別がある。この点はルクセンブルクの特徴である。

以上が安楽死の事後審査であるが、委員会にはもう一つ重要な任務がある。それは、安楽死の要請を含む患者の事前指示を登録する公式のデータバンクを整備することである（安楽死法四条二）。

ベルギーの法と同様、ルクセンブルクの安楽死法にも、安楽死を事前に指示しておく「終末期の意向書」が盛り込まれている。特徴的なのは、「終末期の意向書」が国立監督評価委員会に事前に登録されることである。二〇一六年までの登録数、登録者の年代別内訳は2－3の通りである。登録者数は五一〜八〇歳が多い。

国立監督評価委員会は、「終末期の意向書」の登録後、五年に一度は本人の意思を確認しなければならない。古い意向書に基づいて安楽死が実行されるのを防止するためである。

特徴は緩和ケア法とのセット

ルクセンブルクでは、安楽死法と同日に、「緩和ケア、事前指示書および看取りに関する法律」（以下、緩和ケア法と略記）が成立した。これがルクセンブルクの安楽死法整備の大きな特徴である。両法は議会のなかで、セットで議論された。両法は、「死の質の良さ」を保障するための「車の両輪」であり相互補完的な関係にあるととらえられたためである（「ルクセンブルク法における安楽死および自殺幇助」）。

緩和ケアについては、本書では第４章のテーマであるが、ここで必要な範囲で触れておく。緩和ケア法一条には「緩和ケアを受ける権利の内容および定義」を定め、「重篤かつ不治の疾患の進行期あるいは末期にあるものは誰でも緩和ケアを受ける権利を有する」となっている（この定義には、緩和ケアは終末期を中心に行うものという誤解があると思われるが、具体的には終章二二四頁で触れる）。緩和ケアを受ける権利を実現するのは、多職種のチームによる「積極的で継続的で連携の取れたケア」と規定している。病気の治癒や改善が絶望的な状況では、不適切な治療を差し控えたり中止しても、医師は民事上・刑事上の責任を科されない規定も含まれている（二条）。

緩和ケア法は生命維持治療の中止などの非犯罪化を目的としており、安楽死法は積極的な生命終結の非犯罪化を目的としているのだ。

繰り返すが、このように安楽死法と緩和ケア法とが相互補完的な関係にあることがルクセンブルクの法構造の特徴である。これは一見わかりやすいように見える。だが、この特徴ゆえに、法的に不安定だとの指摘もある（「ルクセンブルクにおける臨死介助」）。具体例として、重篤で不治の疾患の医学的症状によって法の適用範囲が定められているが、二つの法に、さまざまな表現が現れ、それぞれの関係が問われてくる。

緩和ケア法で治療中止の要件の一つになる「重篤かつ不治の疾患の進行期あるいは末期」（一条）と、安楽死法で安楽死の要件の一つになる「医学的に解決策がない状態にあり、……改善の見込みのない、持続的かつ耐えがたい肉体的または精神的な苦痛に苛まれている」（二条一3）状態とは違うのか、あるいは同じなのかといった問題である。また、緩和ケア法が規定する「事前指示書」（終末期の治療方針などについての指示）と、安楽死法が規定する「終末期の意向書」（安楽死の事前指示）は併存しているが、両者の関係がまぎらわしい。「事前指示書」と「終末期の意向書」とが整合していない場合はどうなるのであろうか。

ルクセンブルクの安楽死の実施状況

ルクセンブルクは約五九万人の小国であるが、二〇〇九年から一六年の八年間で、安楽死法の枠内で生命を終結した人は五二名である。年ごとの推移はグラフ2-4である。内訳は、安楽死の要請による者五〇名、終末期の意向書による者一名、介助自死した者一名である。男性二五名、女性二七名。年代別では、六〇〜七九歳が三二名、八〇歳以上が一六名で、九二％以上が六〇歳以上である。疾患別では、がんが四三名と圧倒的に多く、次いで神経変性疾患七名、その他二名である。

2-4　**ルクセンブルクの安楽死の推移**（2009〜16年）

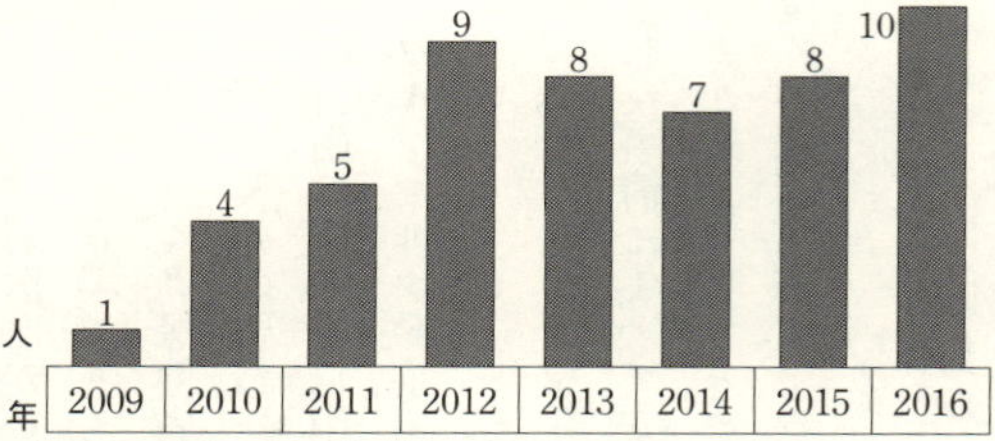

出典：国立監督評価委員会第４次報告書（2017公表）
Commission Nationale de Contrôle et d'Évaluation de la loi du 16 mars 2009 sur l'euthanasie et l'assistance au suicide, Quatrième rapport à l'attention de la Chambre des Députés（Années 2015 et 2016）

国立監督評価委員会が二〇一七年に提出した第四次報告書は、法の実施に関わるいくつかの勧告を行っている。安楽死法が国民に十分周知されていないので、安楽死法と緩和ケアについての啓発活動、安楽死実施のための薬剤や機器を入手しやすくする改善、安楽死についての医師の研修・養成、「事前の意向書」の登録システムなどの実務的なものである。

この勧告は最後に、医師が安楽死を拒否できることに関して、医師個人の良心の自由と病院や介護施設の方針との関係について言及している。例えば、ある医師が、患者からの安楽死要請に応えようとしても、所属する病院が「当院では安楽死は受け入れられません」との方針をとっていた場合などである。患者からの安楽死要請に応えようとする医師がいるのに、病院として一律にこれを拒否することはできない、というのが委員会の立場である。

ルクセンブルク保健省が発行している「安楽死と自死幇助についてのQ&A」には、安楽死法は、安楽死の要請を受け入れるか否かについて医師の良心の自由を認めているが、この良心の自由は個人の自由であって、施設の自由ではないと明言している。

ルクセンブルク政府も国立監督評価委員会も、安楽死の拒否を病院やケア施設に広げてはならないとしている。例えば、キリスト教系の病院が施設として安楽死を実行しない方針のため、安楽死の要請を受け入れてもよいと考えている医師の自由が縛られるケースがある。こうした事情によって安楽死の普及が妨げられてはならないという趣旨である。オランダやベルギーと比べて、ルクセンブルク社会には、安楽死への抵抗がまだ強く残っているようで、安楽死の要請に応えようとする医師の行動を妨げないための配慮が見える。

3　医師以外の実施も認めたカナダ

難病患者らからの訴え

安楽死の合法化は大西洋を渡って北米大陸に上陸している。カナダ連邦議会は二〇一六年六月一七日に「医療的臨死介助法」を制定した。この法の制定に至る過程が興味深い（「カナダの尊厳死・安楽死法について」)。カナダの刑法には、自殺幇助と同意殺人を禁止する規定がある。そのため、不治の病気で苦しむ患者の希望に応えて、医師が患者の自殺を手伝ったり、患者の生命を終わらせたりする行為は犯罪となる。それに対して、刑法のこの禁止規定は憲法違反であるとの訴訟が提起されたのだ。

訴訟を起こしたのは、筋萎縮性側索硬化症(ALS)の患者グロリア・テイラーさんと脊椎管狭窄症と診断されたキャスリン・カーターさんの家族、それにブリティッシュ・コロンビア市民自由協会(市民の自由と人権を擁護・促進・拡大することをめざす自主的で非党派の慈善団体。一九六二年に設立されたカナダ最古の市民自由連合)である。

二〇一五年二月六日、この訴えに対してカナダ最高裁判所は、原告らの主張を認め、刑法の自殺幇助および同意殺人の全面禁止の規定は憲法違反であると判示した。

刑法による自殺幇助の全面禁止は、重篤で回復不可能な病気で苦しむ患者の生命終結に医師が手を貸すことを禁止している。その結果、患者は耐えられない苦痛にもかかわらず生きることを強制される。これは、カナダ人権憲章(一九八二年制定)七条に保障された権利、「生命、自由、および身体の安全性の権利、ならびに、それらを基本的な正義の諸原則に合致した形でなければ剝奪されないという権利」を侵害するというのだ。その論理は次のようである。

難病を患う人は自力で自殺ができるうちに死ぬか、さもなければ、耐えがたい苦痛の中で苦しみながら死ぬしかない。それは苦しみながら生きることを余儀なくされることである。それゆえ、死への介助を全面的に禁止することは、カーターさんのような人に「生きる権利」を放棄できなくし、「生きる義務」を作り出してしまう。

救命や生命維持治療を拒否する権利を認めながら、他方で医師の介助で死ぬことを全面的に禁止すれば、カーターさんのような人は「人格の自由と安全の権利」を侵害されることになる。したがって、刑法の自殺幇助の全面的禁止の規定は、カナダ人権憲章が保障する「生命、自由、および身体の安全性の権利」を侵害する。

治療を中止し生を終結させる自由を認めるならば、医師の積極的な介助による生の終結も認めなければ、不十分であり、患者の「尊厳と自律」を侵害することになる（Carter v. Canada（Attorney General）2015 SCC 5［2015］1 SCR 331、「医師による自殺幇助合法化の理論的根拠に関する一考察」)。

カナダ最高裁判所はこのような論理で刑法の自殺幇助・同意殺人の全面禁止規定を違憲とする判断を示したうえで、連邦議会に対して刑法を一年以内に改正するよう求めた。かくして連邦議会で刑法改正の議論が始まる。だが連邦議会は最高裁が指定した期限を守ることができず、さらに四ヵ月猶予をもらい、ようやく刑法改正法案は成立した。

診療看護師による安楽死

この刑法改正によって非犯罪化されたものは、医師による自殺介助（自殺用の致死薬の処方）だけではない。医療者が患者に対して直接致死薬を投与するといった形態も認められた。つまりベネルクス型の安楽死法がカナダで認められたのである。「自殺幇助」や「安楽死」という語は使わず、「死に逝く際の医療的支援 medical assistance in dying（MAiD）」と名づけられている。それゆえ、本書ではこの法を「医療的臨死介助法」と短く呼ぶ。

医師のみならず nurse practitioner《ナース プラクティショナー》（診療看護師。以下ＮＰと略記）も安楽死を実施できる点にカナダの特徴がある。医師以外の医療関係者も臨死介助行為ができるという点で世界初である。

ＮＰとは、一定以上の職務経験を積んだ看護師がさらに専門職大学院などを修了し試験に合格したうえで与えられる上級の看護職の資格である。

カナダでは、医療は州の管轄であるため、ＮＰに関する規定も州によって異なる。例えばケベック州では、ＮＰ（ケベック州では Specialized Nurse Practitioner 特定診療看護師という名称）は、通常は医師の業務独占となっている次の五つを行うことができる。①薬の処方、②診断に必要な検査の指示、③治療の指示、④侵襲やリスクのある診断技術の使用、⑤侵襲やリスクのある医療技術と治療法の使用（ケベック州政府ホームページ Avenir en santé）。ただし、④、⑤のような侵襲のある医療行為もＮＰに認められているのは、カナダでは先進的な例のようである。

日本には現在この制度はないが、日本看護協会などは、医師不足を補い医療の質を高めるためにも、NP制度の導入による看護師の裁量拡大を提言している。

「医療的臨死介助法」についてのカナダ政府の説明では、臨死介助を行うことができる者は医師とNPとなっており、さらにその臨死介助を手伝うことのできる者として、①薬剤師、②家族または本人が依頼した人、③医師あるいはNPを手伝う医療職の三つがある（Medical assistance in dying）。

致死薬の処方や致死薬の注射などは医師とNPに限定されるが、さらにその作業を手伝うことができる職種や人をあげている点は、他の安楽死法には見られない特徴である。

カナダでは、刑法の改正は連邦の管轄であるため、この法は連邦議会で制定された。だが、医療に関しては州に権限があるため、安楽死の実施手続きなどについては州による法整備が必要である。これは現在進行中である。医療的臨死介助法はカナダ全域で一貫した枠組みを提供している。だが、医療制度や具体的な政策やプロセスが管轄区域によってかなり異なることから、州によって安楽死の要件や手続きなどが異なってくる可能性もある。

拡大を求める声、葬儀拒否の聖職者

医療的臨死介助法の対象となる要件は、治療不可能な病気を持ち、耐えられない身体的または精神的な苦痛に常に悩まされ、その苦痛を取り除くことができないこと、そして、「自

然死が合理的に予測可能」であることなどである。「自然死が合理的に予測可能」とはいわゆる「末期」を意味するが、その時間的長さの見通し、つまり予後は必ずしも必要としないとされている。これは今後の運用に大きな影響を与えそうである。

医療的臨死介助法をめぐって、法制定後も賛否両論がある。ブリティッシュ・コロンビア市民自由協会は、「この法律は限定的すぎる」と批判している。疾患に苦しむ「終末期患者だけ」を対象にする臨死介助は違憲とし、同法を廃止するべきだと二〇一六年六月に政府を提訴した。カナダ尊厳死協会の代表シャナーズ・ゴクールは、医療的臨死介助法を、死が「合理的に予見可能である人に限ることは違憲であり、医療援助の対象となるべき人々に、より多くの苦しみを引き起こしている」と批判している（Canada legalized assisted suicide, but there aren't enough doctors to keep up with demand）。成立した医療的臨死介助法はまだ変動する可能性もある。

他方、二〇一六年九月末、アルバータ州およびノースウエスト準州のカトリック司祭団体は臨終の儀式や葬儀に関するガイドラインを発表した。そこには、「聖職者は、医師による介助で安楽死した信徒の葬儀を拒否できる」、安楽死は「大罪」であると記されている。さらに、家族が愛する者のために葬儀を執り行いたいと願っても、「そのような遺体を教会に安置できるはずがない」とも記されていた（'Grave sin' Bishops issue guidelines to refuse funerals in assisted deaths）。法は制定されたが、安楽死をめぐる意見の対立はなお根深い。

カナダの安楽死の実態

カナダ保健省による二〇一七年の暫定的報告書をもとに、医療的臨死介助法の運用状況を見てみる。

カナダの人口は約三五七三万人で、年間死亡者数は約二六万八〇〇〇人。二〇一五年一二月から一七年六月末までの一年半で二一四九人が安楽死または介助自死した（これには二〇一六年六月の連邦の法に先立ってケベック州で二〇一五年一二月から施行された「人生の最終段階のケアに関する法」によって合法化されている医療的臨死介助一六七件を含む）。年間死亡者数の〇・八％にあたる。介助自死は五件だけで、ほとんどが狭義の安楽死である。

医師が実行したものが八三七件（九五・七％）、NPが実行したものが三八件（四・三％）である（この項目の統計は二〇一七年一月～六月のみ）。死亡場所は病院と自宅がそれぞれ約四割、介護施設などが約一割である（二〇一七年前半のみの統計）。

疾患別では、がんが六三％、神経変性疾患が一三％、循環器／呼吸器系疾患が一七％などである（これも二〇一七年の前半のみの統計）。

実は臨死介助を要請した人の約三分の一が拒否されている。臨死介助を要請した理由としてあげられたものは、能力（competency）の喪失五一％、死に対して合理的な見通しを持てないこと二六％などであった。臨死介助を要請した人の約二四％が、プロセスの完了前に死亡した。これは、要請するほとんどの人がすでに重篤となっていることを部分的に反映している可能性が高い。

オーストラリア諸州——史上初の〝実態〟と廃止

二〇一七年一一月、オーストラリア南東部のヴィクトリア州議会でも、安楽死を合法化する法「自発的臨死介助法」が成立し、二〇一九年六月に施行される。まだ施行されていないので簡単に見ておこう。

安楽死が認められる要件は主に以下のようなものである。同州に少なくとも一年以上住む一八歳以上の成人。意思決定ができ、不治の病に苦しんでいる。耐えがたい苦しみを経験していて、一年以内に死が予想される。余命一年以内の終末期に限定し、条件を厳しくしている。

その他、該当者が資格基準を満たし、情報に基づいて、自主的かつ永続的な決定を下しているかを、厳格にチェックする安全対策をすべての段階で組み込んでいる。それは六八にもおよぶ。いまのところ、安楽死を合法化する、世界で最も厳格な法規則であるとヴィクトリア州は自負している。

実はオーストラリアにはかつて世界初の安楽死法があった。オーストラリア連邦の法ではなく、ノーザンテリトリー（北部準州）の「終末期患者の権利法」である。これは、終末期患者の要請に基づいて医師が行ういわゆる積極的安楽死と自殺介助を許容する法である。この法が一九九五年に成立し、九六年七月に施行された。

ところが、連邦議会の保守派議員がノーザンテリトリーの「終末期患者の権利法」を無効にする法案「安楽死の法律の法案一九九六」を提出。この法案が一九九七年三月に成立し、発効。その結果、ノーザンテリトリーの「終末期患者の権利法」は、施行からわずか八ヵ月で効力を喪失した。しかし、この八ヵ月間で四人の患者がこの法のもとで安楽死した。ノーザンテリトリーはオーストラリア唯一の準州で、自治権が弱いため、準州の法が連邦の法によって否定される結果になった。

今回、「自発的臨死介助法」を制定したヴィクトリア州は準州ではないため、かつてのノーザンテリトリーのようなことにはならない。むしろ、連邦レベルでも安楽死の合法化をめざす「尊厳死公開法案」がすでに二〇一四年に緑の党の議員から提出されている。今回は州から始まった動きが連邦レベルに拡大する可能性もある。

第3章　介助自殺を認めた国家と州——医師による手助けとは

この章では、医師自らが手を下すことは認めないものの、自殺用の致死薬を処方するなど自殺の手助けを認めた米国オレゴン州とスイスを見ていく。米国ではさらに六州と首都が容認し、その流れは広がろうとしている。またスイスでは、法整備を行わず、民間団体に委ねて実施され、「自殺ツーリズム」の名のもとに、他国からも合法的自殺の希望者が集まっている。

1　オレゴン州の尊厳死法——米国内の拡大の流れ

患者自らの服用

米国オレゴン州は、カリフォルニア州の北の西海岸に位置し独立独歩の精神とリベラルな気風で知られる。そのオレゴン州で「オレゴン州尊厳死法（The Oregon Death with Dignity Act）」が一九九四年の住民投票により成立した。しかし反対派の訴訟などにより、実質的に差し止められていたが、紆余《うよ》曲折《きょくせつ》を経て一九九七年に再度の住民投票の結果、法は施行されることになった。その後もジョージ・W・ブッシュ大統領の連邦政府からの介入などもあったが、現在も施行されている（「医師による自殺幇助（医師介助自殺）」。

具体的には、医師が患者に致死薬を処方し、それを患者自らが服用する方法である。医師による自殺介助（physician-assisted suicide）PAS《パス》といわれる。医師が直接、致死薬を注射するなどの行為を含んではいない。

こうしたいわゆる介助自殺が許されるための主な要件は一八歳以上のオレゴン州住民であること、不治で不可逆的な疾患で余命六ヵ月未満と診断された末期患者、自らの健康問題について決定しその内容を伝える能力を有していること、生命を終結させる目的での薬物を書面により自発的に請求した者である。

自殺用の致死薬の処方に至る手続きは以下のような手順を踏む。患者が致死薬の処方を希望する場合は、まず主治医の診断を受ける。主治医は患者が余命六ヵ月未満の終末期にあり自発的に致死薬の処方を要請しているかを判断する。そのように判断できた場合には、患者に対して、病状や予後、致死薬の服用にともなうリスクと結果、ホスピスケアや疼痛コントロールなど他に取りうる代替手段などについて十分な情報を提供する。

さらに主治医は、患者の疾患に関する診断を行う資格を持った専門医に相談しなければならない。オレゴン州尊厳死法はこれを「顧問医（counseling physician）」と呼んでいる。顧問医は患者を診察し患者のカルテなどを検討し、患者が終末期の疾患に苦しんでいるという主治医の診断を検証する。また、患者に判断能力があり、情報を得たうえで自発的に決定していることを確かめる（The Oregon Death with Dignity Act,「尊厳死と自己決定権——オレゴン州尊厳死法を題材に」）。

患者はまず致死薬処方の要請を口頭および書面により行う。一回目の要請から少なくとも一五日間の間隔をおいて、二回目の口頭による要請を行う。自殺介助の要請が衝動的なものではなく熟慮された持続的なものであることを確保するためである。

主治医は患者の一回目の要請と致死薬の処方との間に、一五日間以上の間隔をおかなければならない。また患者の書面による要請と致死薬の処方との間には、四八時間以上の間隔をおかなければならない。このように待機期間を設けて、患者の気持ちの変化の可能性にも配慮し、慎重を期している。

オレゴン州尊厳死法の運用実態

一九九八年から二〇一七年までの該当者数を棒グラフにしたものが３－１である。致死薬の処方件数と実際に自死した件数である。致死薬を処方されても実際に自死するのは約六五％程度であるが、全体として着実に増加している。

二〇一八年に発表された公式の報告書に基づいて、尊厳死法の運用実態について概観して

3-1　オレゴン州尊厳死法による死亡者の推移（1998～2017年）

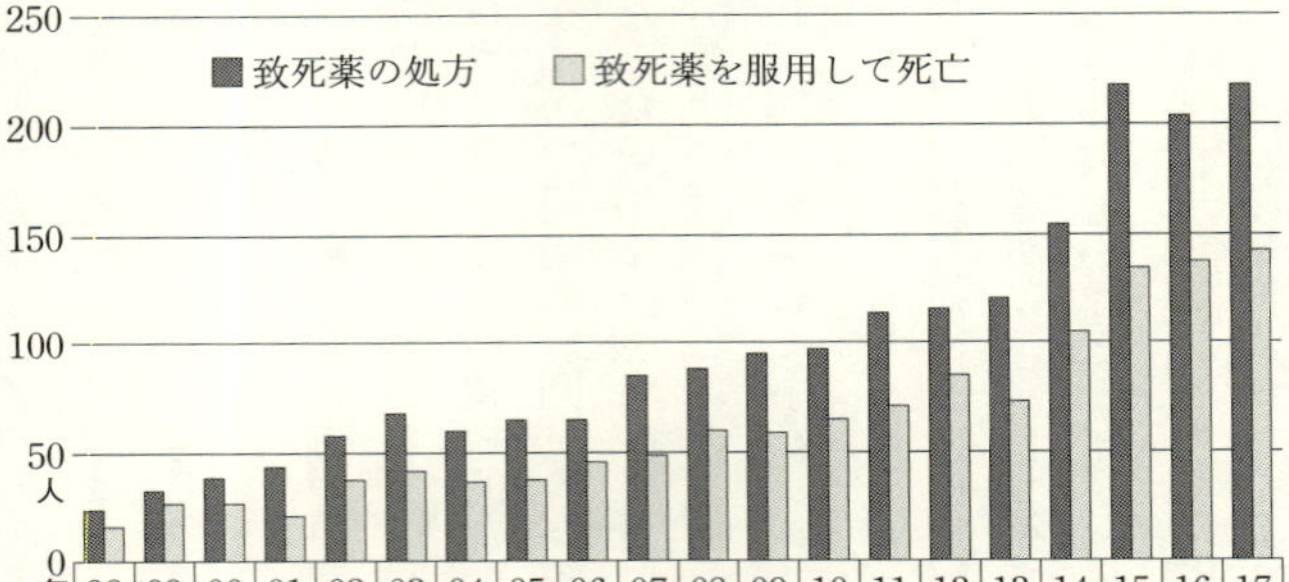

年	98	99	00	01	02	03	04	05	06	07	08	09	10	11	12	13	14	15	16	17
■	24	33	39	44	58	68	60	65	65	85	88	95	97	114	116	121	155	218	204	218
□	16	27	27	21	38	42	37	38	46	49	60	59	65	71	85	73	105	135	138	143

出典：The Oregon Health Authority, Oregon Death with Dignity Act, 2017 Data Summary. 2018を基に著者作成

みよう。二〇一七年には、二一八名に対して致死薬が処方され、そのうち一四三名がそれを服用して自殺を遂げている（うち一四名は前年以前に致死薬を受け取っている）。オレゴン州の全死亡者の約〇・四％にあたる。なお法の要件を満たしていない事案はなかった。

次に、一九九八年から二〇一七年までの総計を示す。

男女比は、男六六八名、女六〇七名で、男性が若干多いが、大きな差はない。以下、3－2にまとめているが、年齢別は、六五歳以上が七二％を占める。

疾患別は、がんが約七八％と最も多い。神経性疾患に含まれる筋萎縮性側索硬化症（ALS）の患者が一〇〇名、他の神経系疾患患者三四名がこれまでに医師の介助で自殺を遂げている。

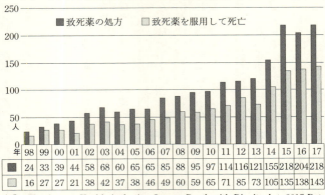

3-2　米国オレゴン州の介助自殺の概況（1998～2017年／1275人）

◎年齢別

18～34歳	9人	0.7%
35～44歳	26人	2.0%
45～54歳	73人	5.7%
55～64歳	248人	19.5%
65～74歳	388人	30.4%
75～84歳	335人	26.3%
85歳以上	196人	15.4%

◎疾患別

がん	993人	77.9%
神経性疾患	134人	10.5%
呼吸器系疾患	61人	4.8%
心疾患、循環系疾患	49人	3.8%
感染症（HIV・AIDSなど）	13人	1.0%
消化器疾患（肝臓病など）	8人	0.6%
内分泌代謝疾患（糖尿病など）	8人	0.6%
その他	9人	0.7%

◎死亡した場所

自宅	1181人
長期病床	68人
病院	4人
その他	16人
不明	6人

◎学　歴

高卒以下	70人
高卒	278人
大学中退	328人
大学卒、またはそれ以上	587人

◎人生の最終段階における関心事（自殺を希望した理由）

自律の喪失	1154人
人生を楽しむ活動への参加不能	1137人
尊厳の喪失	865人
身体機能のコントロール喪失	579人
家族、友人、介護者への負担	554人
不十分な疼痛コントロール、またはその懸念	327人
治療の財政的影響	47人

出典：The Oregon Health Authority, Oregon Death with Dignity Act, 2017 Data Summary. 2018を基に著者作成

死亡場所は、自宅が圧倒的に多く、九二・六％である。長期療養病床五・三％、病院〇・三％である。

注目すべきは自殺を希望した理由である（複数回答可）。自律の喪失が最も高く、該当する一二七五名に対して九〇・五％、次に、人生を楽しむ活動への参加不能が八九・二％、尊厳の喪失六七・八％などである。

なお、学歴は大学中退以上七二・五％、高卒二二％で、高学歴者が多く、

弱い立場の人を死に追いやる傾向は生じていないとされている。

他方で、ホスピスサービスへの登録者は高率である。一九九八〜二〇一七年に介助自殺した一二七五名中一一一九名がホスピスサービスに登録していて、九〇・二%の登録率を誇る。二〇一七年だけを見ても九〇・九%であり、率はほぼ変わらない。この点はオレゴン州尊厳死法の運用実態のなかで注目すべき点の一つと言える。

近代ホスピスでの緩和ケアは一九六七年に英国のセント・クリストファー・ホスピスの誕生とともに、「治らない疾患と共に生きる人が最後までその地域で生きていくための医療」として始まった。その後、各国に広がるが、さまざまな誤解が生じ、看取りの質だけを向上させる特別な施設という誤解が生じた（『非悪性腫瘍の緩和ケアハンドブック』）。

オレゴン州の場合、尊厳死法に基づいて合法的に自殺を遂げる人の九割がホスピスサービス登録者という事実は、ホスピスサービスによる緩和ケアと介助自殺との関係に問題を投げかけている。

こうした状況を問題視し、医師介助自殺を合法化した州は、医師介助自殺を検討しているホスピス患者と、最期までホスピスサービスを受け続けたいと希望する患者に対して、どのようにすれば優れたケアが提供できるか、サービス提供者が基本方針を明確にすべきとの批判的な指摘がある（『生命維持治療と終末期ケアに関する方針決定――ヘイスティングス・センターのガイドライン』）。ホスピス・緩和ケアと、医師による介助自殺の合法化とがそもそも両立しうるのかという、より根本的な問題でもある。

他州への拡大――七州と首都の容認

医師による介助自殺を合法化する法律は、米国の他州にも広がっている。オレゴン州の北に位置するワシントン州はオレゴン州尊厳死法をモデルとした法律を二〇〇八年に州議会で可決している。これに至る過程で、自殺幇助を犯罪とするワシントン州刑法が米国憲法一四条修正条項に反するとの違憲判決を求める法廷闘争が展開された。先述したカナダの法廷闘争のさきがけともいえる（この詳しい経緯は「医師による自殺幇助」）。

さらに、東部のヴァーモント州で「終末期選択法」が二〇一三年に成立し、医師による介助自殺が合法化され、地域を越えた動きになっている。

それ以外に、法の制定によるものではないが、モンタナ州最高裁判所が二〇〇九年に州内における医師介助自殺は合法であるとの判決を下したことにより、判例法という形で実質的に合法化されている（『終末期医療と刑法』）。

近年ではカリフォルニア州でも医師介助自殺を認める「最期の選択権法」が二〇一五年一〇月に成立し、ブラウン州知事が法案に署名し、発効した。

ブラウン知事は、「自分に死が迫ったとしたら何を望むか」を考え悩んだけれども、「もし自分が長期にわたる極度の苦痛のなかで死に向かっているとしても、どうするかはわからない。ただ一つだけ確かなこととして、同法によってその選択肢が保障されれば安心につながる。他人のその権利を否定することはできない」と語った（CNN二〇一五年一〇月六日）。知事として法案に署名するか悩んだ様子がうかがえるが、最終的には死についての選択肢の保障に「最期の選択権法」の意義を見つけている。

介助自殺に反対する団体は、医師に致死量の薬剤を処方する権限を認めることは貧困層や十分な医療を受けられない層を傷つけ、カリフォルニア州の現在の「機能不全の医療システムにこの『選択肢』を加えると、人々をより安価な死の選択に向かわせる結果となる」と警告する。医療関連団体やキリスト教団体、障害者団体などからも反対の声があがったが、二〇一六年六月に法律が発効してから二二年末までに、この法のもとで合計五一六八人に致死薬が処方され、六四・八％に当たる三三四九人がその薬を摂取して死亡した。

なお、コロラド州でも二〇一六年一一月に住民投票の結果、六五％の賛成によって「最期の選択権法」が成立した。米国首都ワシントンDCでも医師介助自殺が合法化され、二〇一七年二月から施行された。二〇一八年四月には、ハワイ州でも末期患者の医師介助自殺を合法と認める法「わたしたちのケア、わたしたちの選択法」が制定され、一九年一月一日から施行になる。

現在米国では、オレゴン、ワシントン、モンタナ、ヴァーモント、コロラド、ハワイ、ニューメキシコの各州とワシントンDCで、医師介助自殺が合法となっている。

2　民間団体に委ねたスイス——法規制の断念と「自殺ツーリズム」

民間団体による独自ルール

スイスでも自殺介助が合法的に行われている。スイスの特徴は二点ある。一つは、特別な法が制定されていないこと、二つ目は、合法的な自殺介助が外国人に対しても行われていることである。

スイス刑法一一五条には、「利己的な動機から、人を自殺に誘導し、またはこれを助けたものは、その自殺が実行され、またはそれが遂げなかった〔未遂となった〕場合、五年以下の自由刑または罰金に処する」とある。この規定は一九四二年から存在する。つまり、利己的な動機から他人の自殺を幇助した者は処罰されるとなっている。この条文を反対解釈し、利己的な動機によらなければ、自殺に関与したものは処罰されないこととなる。

例えば病気に苦しんでいる人を苦しみから解放してあげたいという人道的な思いから、その人の自殺を手伝った場合には処罰されないと解釈される（「組織的自殺介助問題を巡るスイスの議論状況」）。

スイスでも一九七〇年代から終末期医療をめぐる議論が活発化し、安楽死の合法化を求める声も強まるが、実際の法制定には至らなかった。そうしたなかで一九八〇年代から医師や看護師が中心となって、重篤で不治の病気に苦しむ患者の自殺介助を組織的に行う民間団体が活動を開始する。エグジット(EXIT)とディグニタス(Dignitas)、ライフサークル(Life Circle)協会／エターナルスピリット(Eternal Spirit)財団、エグジット・インターナショナル(Exit International)、リバティー・ライフ協会(Associazione Liberty Life)などである。

主に重篤で不治の病気に苦しむ患者に対してこれらの団体が行う自殺介助(組織的自殺介助という)は、刑法一一五条の先に述べたような解釈によって、一定の条件がそろえば合法的であると考えられた。

オランダのように国家が管理しているのではなく、民間団体が独自にルールを定めて、自殺介助を行っている。自殺介助団体エグジットの方針を見てみよう。

エグジットは自殺介助を「自由な死へのつきそい」と表現し、このつきそいの前提として次のような項目をあげている。エグジットの会員である、判断能力がある、死への希望がよく熟慮されたうえで自発的になされ持続性がある、病気の治癒の望みがなく、耐えがたい苦しみあるいは我慢のならない障害がある、行動支配力がある(自分で致死薬を服用できる、あるいは致死薬の入った点滴のコックを自力で開けることができるなど)。介助自殺の希望者がこれらの要件に合致しているかどうかは、患者の個別のケースごとに吟味して決定することになっている(Selbstbestimmung im Leben und im Sterben)。

法制定の試み、そして断念

しかしながら、明確な法規制がないまま組織的な自殺介助がなされることにさまざまな懸念が出された。また、後述するように、ディグニタスという団体はスイス国民のみならず外国人に対しても、自殺介助の門戸を開き、自国で自己決定的な死を遂げることができない多数の外国人がスイスで自殺を遂げるため、諸外国からの批判も強い。議会でも自殺介助団体への規制がしばしば議論された（医師による自殺幇助〈医師介助自殺〉）。

二〇〇〇年以降も、連邦議会で安楽死や自殺介助の合法化や緩和医療の拡充などをめざす提案がいくつかなされたが、反対意見もあり、合意に至らなかった。これまでも、政府によって刑法の改正を含む自殺介助の法制化が検討されてきた。だが、カントン（スイスに二六ある地方行政区画で自治権は強い）、政党、自殺介助団体の間で合意に至らなかった。さらにスイス医科学アカデミーは、自殺介助を医師の仕事とすることに反対する声明を出していた。アカデミーはむしろ致死薬の処方を医師の個人的な責任にとどめることを支持していた。

スイス連邦政府（連邦参事会）は状況を深く検討した結果、次の結論に達した。組織的な自殺介助を刑法で明確に規制する必要はない。もし刑法を改正して、国家としてとくに組織的な自殺介助団体を合法化した場合、保護に値する命と保護に値しない命が存在するという印象を与えることになり、人間の生命の不可侵を相対化する結果になる。法改正はかえって不利益をもたらすと（連邦司法・警察省記者発表「自殺介助　自己決定権の強化」二〇一一年六月二九日)。

起こりうる濫用に対しては現行法で対応できるという確信を政府は持っている。具体的には、例えば判断能力のない人を自殺介助するといった濫用の懸念については、自殺希望者に判断能力があることの慎重な確認を自殺介助団体のメンバーに対して求めている。また、治療の可能性などについて十分な情報を患者に与えたうえで、自殺介助が本人の自発的動機に基づくことの確保を求めている(連邦司法・警察省記者発表、二〇一一年六月二九日)。

また、ペントバルビタールナトリウムという致死薬を医師の処方なしに与えたり違法に備蓄するなどの濫用に対しては、麻薬法で対応ができるとする。医療法や医師会規則などの現行法のなかに、刑事・行政・民法上の有効な制裁を下すためのふさわしい道具立てもある。これらで柔軟に実践的に対応でき、生命の保護と個人の自由の尊重との間のバランスを適切にとることができるとする。

さらに、自殺介助団体が利己的な動機から自殺介助を行っていないことを確かなものにするために、自殺介助団体の財政不正が起きないように詳細な記録に基づく監視を強化する。

スイスにおける年間自殺者の数は高齢化の結果、将来的に増加することが考えられる。それゆえ連邦政府は自殺予防と緩和ケアを優先し、生命を脅かす不治の病気や慢性的に進行していく病気を持った人々のケアと治療を促している。

連邦政府は連邦内務省に対して二〇一二年末までに緩和ケアの国家的戦略を吟味するよう

要請した。連邦内務省はそれに加えて、カントンに対してうつ病の早期発見と治療最適化のプログラムの導入を促した。

最後に連邦内務省は分野を超える作業グループを設置し、不治の病者の家族が仕事と介護を両立できるための改善策（介護休暇など）を提言するよう求めた（連邦司法・警察省記者発表、二〇一一年六月二九日）。

スイスの介助自殺の概況

すでに見たように、オランダ、ベルギー、ルクセンブルクでは、安楽死や自死介助を監督検証する機関が安楽死法に基づいて設置され、そうした機関が一年あるいは二年ごとにデータを公表することが義務づけられている。ベネルクス三国については、これらの公表されたデータに基づいて運用の概況を見てきた。

これに対してスイスでは、自殺介助が特別な法によって規定されていないため、自殺介助の概況を示すデータが公表されているわけではない。しかし、自殺介助は法律上「異常死」として扱われるため、自殺介助の実行後、実行者は警察に通告し、検死とともに必要書類のチェックを受ける。それゆえ行政機関はこのような検死のデータを保持している。3－3は二〇〇三～一五年までの六五歳以上と未満に分けた介助自殺者（スイス在住者のみ）の推移である。二〇〇八年以降、六五歳以上の伸びが著しい。

3-3　**スイスの介助自殺者の推移**（2003〜15年）

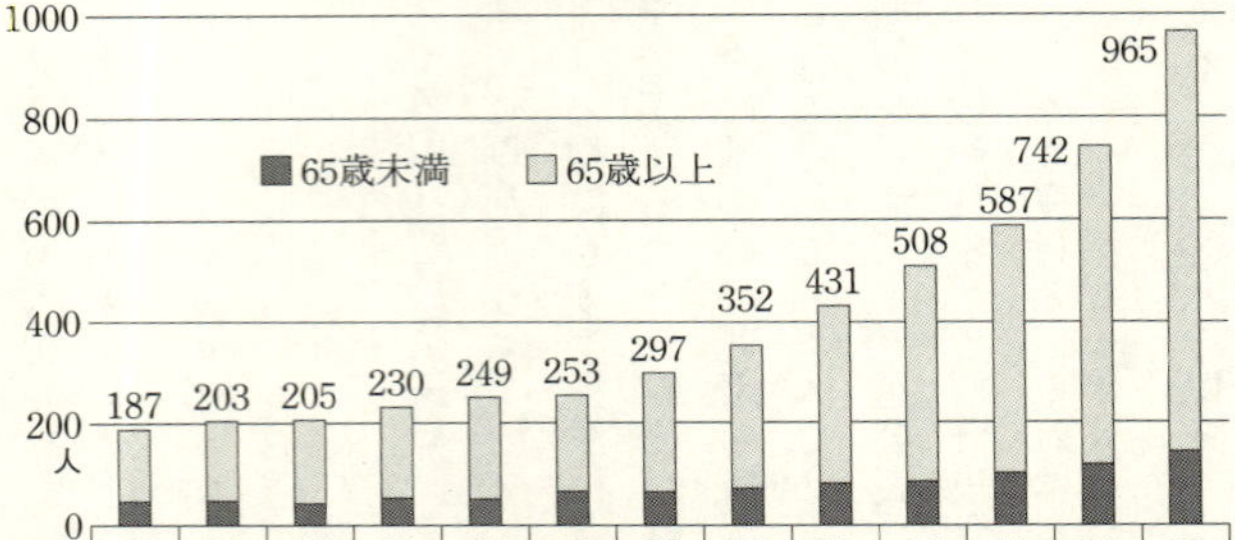

年	03	04	05	06	07	08	09	10	11	12	13	14	15
□	139	154	161	175	196	185	230	279	349	423	486	624	822
■	48	49	44	55	53	68	67	73	82	85	101	118	143

出典：Bundesamt für Statistik Todesursachenstatistik スイス連邦統計局死因統計より「男女別と年齢別の介助自殺」Assistierter Suizid nach Geschlecht und Alter（2017年11月14日）を基に著者作成

次に連邦統計局が二〇一四年に公表した死因統計概況（入手可能な公的データ）を見てみよう。

二〇一四年にはスイス在住者七四二人が自殺介助団体の介助を受けて自殺した。この年の全死亡者の一・二％にあたる。前年に比べて二六％の増加である。自殺介助団体の介助を受ける自殺者は二〇〇八年以降増加傾向にある。

男女別では二〇〇一年から女性が男性を上回り、増え続けている。これは女性高齢者の増加（女性の方が男性より平均寿命が長いため）を反映していると見られている。二〇〇〇〜一四年の人口一〇万人当たりの介助自殺者数の比率は男女差がほとんどないからだ。

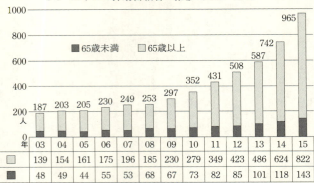

年代別では九四％が五五歳以上であり、三五歳以下は五％である。疾患別では、がんが最も多く四二％、神経変性疾患が一四％、心臓疾患が一一％、運動器官の疾患一〇％、うつ三％、

認知症〇・八％である。

スイスでは通例の自殺と介助自殺を比較した統計もとっている。一九九五〜二〇一四年一〇年間の介助自殺と自殺一般との比較である。スイスにおける自殺者は一九八〇年代半ばには年間一六〇〇人以上であった。一九九五年には一四〇〇人以上、二〇一四年には一〇二九人（男七五四、女二七五）にまで減少した。詳細にみると、一九九五年から二〇〇三年まで、自殺の絶対数は減少し、それ以降ほぼ一定している。

これに対して、介助自殺はとくに二〇〇八年以降はっきりと増加している。二〇一四年には自殺と介助自殺の割合は、七対五となっている。なお、二〇一〇〜一四年の五年間の年代別の介助自殺数と自殺数を比較すると、自殺が圧倒的に若年層に多いのに対して、介助自殺は高齢者に多いことがわかる。

スイスの統計からは自殺の減少を介助自殺の増加が補っているのがわかる。自殺一般と比較する点はスイスの特徴と言える。

自殺ツーリズム

スイスにおける介助自殺は、スイス国籍を持つものだけではなく、外国人に対しても門が開かれている。そのため、自殺を合法的に手伝ってもらうために多くの人がスイスを訪れて自殺を遂げている。これは「自殺ツーリズム」と呼ばれる。

民間団体によってもその対応は違う。エグジットはスイス在住者しか原則受け付けない。これに対して、ディグニタスはスイス国籍を持たない外国人にも門を開いている。ディグニタスがホームページに公表しているデータから、現況を紹介する。ディグニタスは一九九八年に設立された。会員は一〇一ヵ国八四三二人にのぼる（二〇一七年現在）。入会金、年会費はともに二〇〇スイスフラン（約二万三〇〇〇円）である。自殺の準備費用は四〇〇〇スイスフラン（約四六万円）、自殺の介助費用は二五〇〇スイスフラン（約二八万七五〇〇円）。遺体の処理とその手続きには、さらに多額の費用がかかる。

まず、3－4は国別の登録会員数である。これは、近々あるいは将来介助自殺を希望している人数を表していると見ていい。データは全会員あるが、上位一〇ヵ国のみをあげる。この他に、アジアでは、日本二五人、韓国二四人、中国二三人、台湾一六人が登録している。

3－5は一九九八～二〇一七年末に介助自殺を遂げた人の国籍別の総計である。上位一〇ヵ国をあげる。日本人も二〇一五年に一人、一六年に二人、計三人がスイスで自殺を遂げている。他のアジア諸国では韓国一人、台湾二人がいる。

登録会員数も実際に自殺を遂げた人数もドイツ人の多さが目立つ。ドイツは国内で自殺介助は合法化されていないが、自殺介助への根強い要望があることをこの統計は示している（二〇〇頁の付記参照）。

自殺介助の方法は、自殺を希望する者が自ら致死薬を飲むという方法もあるが、最近の方法と状況については宮下洋一著『安楽死を遂げるまで』が詳しい。宮下は、週に一人のペースで外国人患者の自殺を介助しているプライシック女性医師に密着取材し、自殺の現場に何度も立ち会っている。プライシック医師の方法は次のようである。

プライシック医師は老婦の腕に点滴の針を刺してから、録音器を回しながら言う。

「私はあなたに点滴の針を付け、ストッパーのロールを手首につけました。あなたがそのロールを開くことで何が起こるかわかっていますか？」

3-4　ディグニタスの国別登録会員数(2017年末まで)

ドイツ	3351
英国	1315
フランス	756
スイス	688
米国	542
イタリア	449
オーストリア	168
カナダ	153
オーストラリア	97
スペイン	82

出典：http://www.dignitas.ch/images/stories/pdf/statistik-mitglieder-wohnsitzstaat-31122017.pdf を基に著者作成

3-5　ディグニタスの国籍別介助自殺者数(1998〜2017年)

国	人数	%
ドイツ	1150	45.10
英国	391	15.33
フランス	299	11.73
スイス	173	6.78
イタリア	110	4.31
米国	91	3.57
カナダ	60	2.35
オーストリア	55	2.16
イスラエル	44	1.73
スペイン	30	1.18

出典：http://www.dignitas.ch/images/stories/pdf/statistik-ftb-jahr-wohnsitz-1998-2017.pdf を基に著者作成

「はい私は死ぬのです」

「心の用意ができたら、いつ開けても構いませんよ」

老婦はこの状況をよく理解し、点滴のストッパーを自らの手で開ける。わずか一〇秒ほどで絶命する。

オランダのような安楽死の場面で、医師が致死薬の入った注射器の針を患者に刺し、そのまま押し子（プランジャ）を押して致死薬を患者の体内に注入する行為。これをスイスで行えば、殺人になる。点滴の針を患者に刺したところで止めて、右記のような手順で、患者が自らの手でストッパーを開ければ、自殺となり、医師の行為は合法的な自殺介助となり、罪に問われない。刑法上、天と地ほどの差が生じるが、行為の実体的な差はどれだけあるであろうか。

安楽死への流れは「正しい」のか

安楽死を正当化する論は、耐えがたい苦痛を和らげたり取り除いたりできない場合に、生命の終結によって苦痛を終わらせることをよしとすることにある。ここでは何をもって耐えがたい苦痛とみなすかという点が焦点になる。

最初に述べたように、耐えがたい肉体的な苦痛は現代医療でほぼコントロール可能になってきている。安楽死を合法化した国々の事例のなかで、このような状態で生きたくないという精神的な苦痛が安楽死の理由となっている。これらの苦痛は死によってのみ解決されるものなのかが問われるであろう。

仮に、極限状態で安楽死を緊急避難として認めることがありうるとしても、これを合法化して制度として定着させること、この両者には大きな違いがある。自殺という面からこれを考えてみれば、病気や経済事情や人間関係などさまざまな原因で苦境に立たされ行き詰まった挙句に自殺をする人が、日本で三万人を超えた時代があった。生きたいと思うが同時に死にたいと思っている人も多くいる。しかし列車に飛び込んだり高層マンションから飛び降りたりするのは躊躇《ちゅうちょ》される。だがもし仮にそのような激烈な形での自殺ではなく、スイスの例で見たようにわずか一〇秒余りで何の苦痛もなく生を閉じ、死体・遺体の傷まない方法が用意され、しかも法的にもクリアされる選択肢があるとすれば、社会的にどのような影響をもたらすか考えざるをえない。

「耐えがたい苦しみがあるなら死んだ方がマシ」と考えるのは人情だ。現に多くの人が自死の道を選んでいる。もしも苦痛もなく、遺体も傷まないきれいな死に方があるなら、……と考えだしたら、そちらに引き込まれて行く可能性がある。

オランダの安楽死法は、苦しみをなくしたり和らげたりするために八方手を尽くしても、なくならない苦痛に対する緊急避難として安楽死を認める立場を基本としてきた。しかし、苦しまずに合法的に死ねる選択肢が用意されていることで、「よき死（安楽な死）」への激しい希求が解錠される。苦しみを克服するための手立てを徹底的に追求しないことが生じうる。苦しみを克服するための手立てとは、個別の患者への医療的ケアや心のケアのみならず、保健福祉政策全体でもある。例えば、認知症の人の安楽死は、認知症という問題への地域社会や国の取り組みとして、正しい解なのかという問いが生じるだろう。オランダの緩和ケアや認知症の国家戦略と安楽死の合法化、両者はどう整合するのだろうか。まだまだ多くの疑問が残る。

〔四版付記〕

ドイツ刑法には自殺援助罪がなかったため、自殺を手助けしても罪に問われることはなかった。そのため、スイスのディグニタスのドイツ支部などが複数人に対して自殺援助を行っていた。ドイツ連邦議会はこうした活動を阻止するため、二〇一五年一二月、刑法典のなかに「業としての自殺援助」を罰する第二一七条を新設する法律を制定した。これに対して違憲の提訴が複数なされた。これを審議した連邦憲法裁判所は二〇年二月に第二一七条を違憲とする判決を下した。この違憲判決によって、ドイツでは自殺援助を罰することができなくなり、連邦議会が自殺援助を規則化する法律を審議している。類似の動きが隣国オーストリアでもあり、自殺援助罪の違憲判決を受け、議会は「臨死指示法」を制定し、二〇二二年一月から条件にかなった自殺援助が合法化された。

第4章　最終段階の医療とは——誰が治療中止を決めるのか

この章では、一般に「尊厳死」と呼ばれるものを考察する。「尊厳死」という語がいつごろから、どのような意味を持って使われ始めたのかは、歴史的に不明である。ただし、現在のようにこの語が盛んに使われるようになったのは、米国における治療中止をめぐる訴訟がきっかけである。

一九七五〜七六年、当時二一歳だったカレン・クインランに装着されていた人工呼吸器をはじめとする生命維持措置の中止を求める裁判があった。そのなかで、「患者には尊厳をもって死ぬ権利がある」、「尊厳ある死を」という言い方がされるようになる（『死ぬ権利』）。大谷いづみ立命館大学教授の調査によれば、日本のマスメディアでも、この事件を契機として「安楽死」と区別された「尊厳死」という語と概念が登場した（「『いのちの教育』に隠されてしまうこと」）。これが現在、日本で用いられている意味での「尊厳死」という語の始まりである。

1　特異な日本の「尊厳死」――安楽死と何が違うのか

カレン・クインラン事件

カレン・クインラン事件とそれをめぐる裁判はどういったものだったのか。

米国東部のニュージャージー州に住むカレン・クインランは、一九七五年四月一五日、パーティーでジン・トニックを飲んだ後、眠り込んでしまった。しばらくして、彼女の呼吸が止まっているのに友人が気づき、救急車で病院に搬送される。集中治療によって一命を取りとめ、人工呼吸器が装着されたが、呼吸が停止していた間に脳が損傷を受けたと思われ、昏睡状態のままとなった。

倒れてから一〇日後の転院先のセント・クレア病院では、「持続的な植物状態」と診断される。両親は初めは娘の回復を期待し、最大限の治療を主治医と病院に要望していた。だが、しばらくたっても娘の状態になんら改善の兆しがない。人工呼吸器につながれた娘の姿を見て「これで本当に生きている」といえるのか、「ただの植物にすぎないのではないか」と考えるようになった（『カレン　生と死』）。

入院から三ヵ月後、両親は、人工呼吸器の付属品として娘を生かしておくのは残酷だと考え、人工呼吸器の取り外しを主治医とセント・クレア病院に要望した。しかし、主治医と病院はこれを拒否。そのため父親はニュージャージー州高等裁判所に対して、父親を娘の後見人に任命し、「娘の生命過程を維持している通常外の方法のすべてを打ち切ることの許可」を求めて提訴した（「解題・カレン事件」）。

州高等裁判所は、一九七五年一一月一〇日に、両親の訴えを認めない判決を下した。その理由を、「患者が自分の意思を決定できないときは、患者は生きつづけることを選ぶとみなすのが社会通念である」からだと説明した（「解題・カレン事件」）。

父親は州の最高裁判所に上告。最高裁判所は一九七六年三月三一日に逆転の判決を下す。カレンの父親を後見人と認め、医師を選ぶ権利を与え、選ばれた医師と、その病院の倫理委員会が呼吸器を外すべきだと判断したならば、外してもよい。取り外しを決定した医師と父親には民事・刑事の法的責任は一切なしという趣旨の判決であった。いくつかの条件付きではあったが、人工呼吸器の取り外しを認める画期的な判決だった。

判決は、カレンのプライバシー権を認め、それが後見人（父親）によって主張される。回復の見込みがなく、予後も悪くなれば、生命の保護よりもプライバシー権（治療を中止して死をも選ぶ個人の権利）が優先されるとした（『安楽死・尊厳死・末期医療』）。

ところが、判決に基づいて人工呼吸器を外してカレンが命を閉じるという事態にはならなかった。判決後、セント・クレア病院のスタッフは、カレンが人工呼吸器がなくても呼吸できるよう訓練を繰り返し、カレンは自発呼吸を再開する。カレンは集中治療室から一般病棟へ移され、さらに別の病院への転院を迫られた。結局、転院先の病院で九年間生きたのち、一九八五年六月一一日に肺炎のため死亡した。以上が経過の概略である。

この裁判のなかで、「持続的な植物状態」の患者は、人工呼吸器や人工栄養などのチューブを体中につながれて、意識がないまま「みじめな」状態で生かされているという印象が強調された。裁判を取材したジャーナリストのB・D・コーレンは、カレンの状態を「人格をともなった人間とは言いがたく」「細胞のかたまり」であり、「現代版のフランケンシュタイン」「怪物《モンスター》」などと刺激的な言葉で表現している。

両親は「医療技術の囚人」となっている娘を解放し、「神の御手に委ね」、「人間らしい尊厳に満ちた死を！」と訴えるようになった。ここでいう「尊厳死」は、「無益な治療を中止して、患者を自然の状態に戻し、自然な死を与えてほしい」という意味での「自然死」という概念にも近い。

カレン裁判と同じ一九七六年に、カリフォルニア州で「自然死法」が成立した。この法は、患者の事前指示書やリビングウィルに基づいて治療を中止できることを定めた世界初の法律である。カレン・クインランをめぐる裁判がこの法の成立の追い風になった。「自然死」を法制化したこの種の法はその後、米国の全州に広がっていく（『死ぬ権利』）。

海外と異なる日本の厳格な区別

一九七六年四月一日の『朝日新聞』は、前日のニュージャージー州最高裁判所判決を「カレンさんの尊厳死裁判　死ぬ権利認める　米州最高裁　世界初の判決」という見出しで報じた。これが、「安楽死」と区別された「尊厳死」という語を日本のマスメディアが初めて用いた記事である。これを契機に、日本のマスメディアでも、「安楽死」とは異なる「尊厳死」という概念が使われるようになった（「『いのちの教育』に隠されてしまうこと」）。

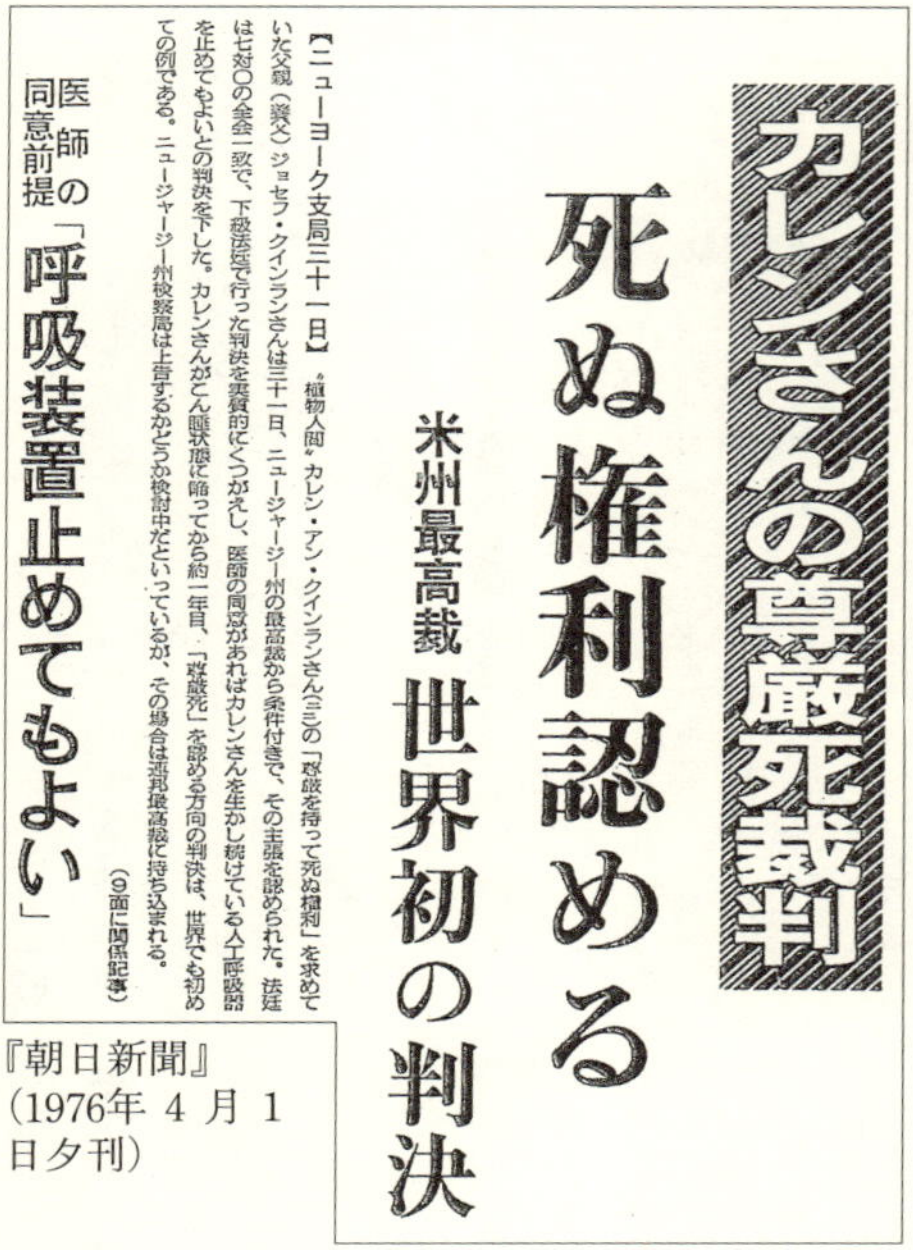

カレンさんの尊厳死裁判

死ぬ権利認める

米州最高裁　世界初の判決

【ニューヨーク支局三十一日】〝植物人間〟カレン・アン・クインランさん(二二)の「尊厳を持って死ぬ権利」を求めていた父親（養父）ジョセフ・クインランさんは三十一日、ニュージャージー州の最高裁から条件付きで、その主張を認められた。法廷は七対〇の全会一致で、下級法廷で行った判決を実質的にくつがえし、医師の同意があればカレンさんを生かし続けている人工呼吸器を止めてもよいとの判決を下した。カレンさんがこん睡状態に陥ってから約一年目、「尊厳死」を認める方向の判決は、世界でも初めての例である。ニュージャージー州検察局は上告するかどうか検討中だといっているが、その場合は連邦最高裁に持ち込まれる。　（9面に関係記事）

医師の同意前提「呼吸装置止めてもよい」

『朝日新聞』（1976年 4 月 1 日夕刊）

ただし、日本でのこの用法は特異である。海外の場合、例えば第3章で見たように、米国オレゴン州の自殺介助を容認した法律は「尊厳死法」という名称である。安楽死を合法化したオランダでは、医師による致死薬の投与だけではなく、医師による自死介助も広い意味で「安楽死」とも呼ばれるが、それらを、

4-1　特異な日本の尊厳死

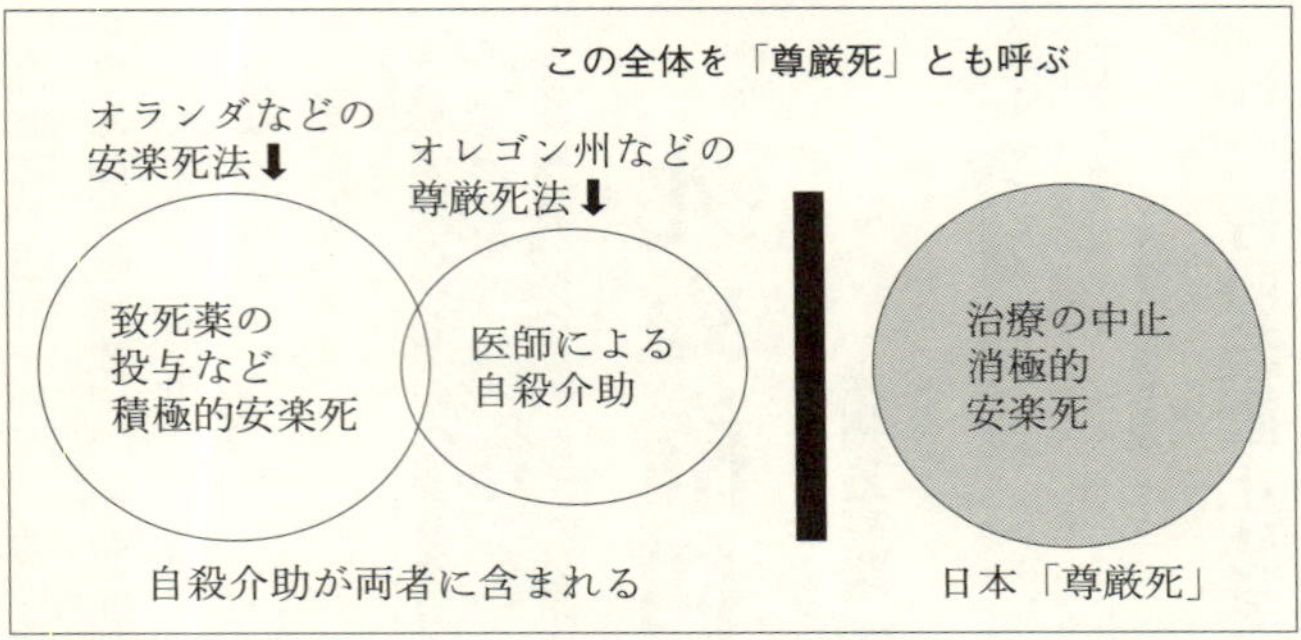

出典：著者作成

しばしば「尊厳死」とも呼ぶ。各国によって呼び方はさまざまであるが、「安楽死」と「尊厳死」は言葉遣いのうえで、明確に区別されてはいない。これが世界的な傾向である。

ところが、日本では尊厳死は安楽死ではないと強調され、両者が峻別《しゅんべつ》される傾向にある（4-1）。ここには、日本尊厳死協会の戦略が影響している。この会はもともと「日本安楽死協会」として一九七六年に発足し、八三年に「日本尊厳死協会」と改称して、いまに至っている。現在は、安楽死の合法化を目標としておらず、リビングウィル、つまり過剰な延命措置を拒否する旨を表明した文書の普及と「尊厳死」の法制化に注力している。

日本尊厳死協会のホームページは「尊厳死とは安楽死とどう違うのですか」という質問に対して次のように答えている。

尊厳死は、延命措置を断わって自然死を迎えることです。これに対し、安楽死は、医師など第三者が薬物などを使って患者の死期を積極的に早めることです。どちらも「不治で末期」「本人の意思による」という共通項はありますが、「命を積極的に断つ行為」の有無が決定的に違います。協会は安楽死を認めていません。

わが国では、いわゆる安楽死は犯罪（違法行為）です。ただ一定の要件を備えれば違法性を阻却できるという司法判断は出ています。山内事件の名古屋高裁判決（一九六二年）の安楽死六要件〔本書七頁〕や東海大付属病院事件の横浜地裁判決（一九九五年）の四要件〔本書九頁〕です。しかし、日本社会には安楽死を認める素地はないと言ってよいでしょう。

日本尊厳死協会は日本安楽死協会として出発したが、「患者の死期を積極的に早める」安楽死には反対する。これが現在の公式の立場である。日本国内ではまだ抵抗感の強い安楽死を会の名称から外し、「死期が迫ったときに延命治療を断る『リビング・ウイル〔ママ〕』（終末期医療における事前指示書）」の普及を目的としている（同協会ホームページ）。同協会は、新聞などが「安楽死」と「尊厳死」の区別を曖昧にした記事を掲載すると、運動の妨げになるとして、「要請文」を送り、「安楽死」と「尊厳死」（「治療行為の中止」）とを混同しないよう注意を促してきた。

「尊厳」という言葉

「尊厳死」という語を「安楽死」から区別したいという思いは理解できるが、なぜ「尊厳死」という美しい言葉なのであろうか。そもそも「尊厳」とは何か。実は、日本では「尊厳」という語を曖昧に使っている場合が非常に多い。意味内容がはっきりしないまま多くの人が使っている。

「尊厳」という語は古くからある（例えば『荀子』）。国語辞書では「尊く厳かなこと、またはそのさま」などとなっている。このような漠然とした意味で使われてきたが、現在この語を用いる際には、「人間の尊厳」というヨーロッパ由来の概念を顧慮しなければならない。

「人間の尊厳」には実に二五〇〇年以上の長きにわたる概念の歴史がある。それは、古代ギリシア・ローマの「人間の尊厳」と、それよりさらに古いユダヤ・キリスト教的な「神の像」（神は神に似せて人間を創造したという創世記の記述）という二つの概念に由来する。金子晴勇著『ヨーロッパの人間像』は、この二つが緊張関係を孕《はら》みながら、複雑に絡みあって展開し、今日の「尊厳」概念が形成されてきた歴史を詳しく、かつわかりやすくまとめている。

現在の「人間の尊厳」概念に直接影響を与えているのは、ルネサンス時代のヒューマニズム（人間性の肯定）とカントの道徳哲学である。カントは、人間は自律的で道徳的な主体であり、「目的そのもの」であるから、これをもっぱら手段や道具としてのみ扱ってはならないとした。こうした概念の歴史を経て、人間は①知性（理性）を持ち②自己をたえず変革し向上していく創造性を持ち③自律的な主体であるがゆえに尊厳に値する、と理解されるに至った（「人間尊厳の理念」）。人間の尊厳を一言で表すのは困難であり、このように短い説明では、この概念の深みをとても語り尽くせない。それほど「人間の尊厳」はヨーロッパの精神史のなかできわめて重要な概念である。

日本のなかの曖昧な「尊厳」

日本が「人間の尊厳」という概念を公式に受け入れたのは、国際連合への加盟と関係する。一九四八年に国連総会で採択された「世界人権宣言」は前文で、「人類社会のすべての構成員の固有の尊厳と平等で譲ることのできない権利とを承認することは、世界における自由、正義及び平和の基礎であるので……国際連合の諸国民は、国際連合憲章において、基本的人権、人間の尊厳及び価値並びに男女の同権についての信念を再確認」すると謳《うた》っている。第一条では、「すべての人間は、生れながらにして自由であり、かつ、尊厳と権利とについて平等である」と規定している。

日本はサンフランシスコ講和条約（一九五二年発効）の前文で「国際連合への加盟を申請し且《か》つあらゆる場合に国際連合憲章の原則を遵守し、世界人権宣言の目的を実現するために努力」することを国際社会に約束した。このときから、戦後日本は「人間の尊厳」を尊重し守っていくことになったといえる。実際に国連に加盟したのは一九五六年だが、国連加盟後さらに七九年には、世界人権宣言の内容を条約化した人権規約A「経済的、社会的及び文化的権利に関する国際規約」および人権規約B「市民的及び政治的権利に関する国際規約」を批准した。

他方、日本国憲法には「人間の尊厳」という語はない。ただし二四条に「個人の尊厳」という語が用いられている。二四条は婚姻が両性の合意のみに基づいて成立することなど、家族生活における個人の自由意思の尊重について規定している。また尊厳という語ではないが、一三条には「すべての国民は、個人として尊重される」と謳われている。世界人権宣言より前に制定された日本国憲法の「個人の尊厳」は「人間の尊厳」と同じなのか違うのかをめぐって、憲法学のなかで大いに議論されてきた。またその二つと「個人として尊重」との関係についても議論されてきた。この論争は、個人主義的な人間か共同社会のなかの人間かという人間像の深みにまでおよんだ。

「個人の尊厳」と「人間の尊厳」の関係について、憲法学者の間で必ずしも意見が一致しているわけではない(『憲法における人間の尊厳』)。しかし、すべての人間を自主的な人格として平等に尊重しなければならないという点では、「個人の尊厳」と「人間の尊厳」とでけっしてくい違うものではない。この点ではおおかたの合意がある(『憲法学Ⅱ 人権総論』)。

このような憲法の規定および国際的な影響もあって、日本の法令のなかに「尊厳」という語が多く使われている。電子政府の法令検索システムで「尊厳」という語が入った法令を検索すると、二〇二三年一一月現在、五一本がヒットする。古くは一八九六年の民法から、近年では、二〇一三年のいじめ防止対策推進法、一四年の難病患者に対する医療等に関する法律、一六年の成年後見制度の利用の促進に関する法律、一八年のユニバーサル社会実現推進法、二三年のゲノム医療法などである。この二〇年間だけでも、二六本も制定されている。

ただし、世界人権宣言に謳われた「人間の尊厳」という語は、法令を除く現在の法律にはない。他方で、行政指針や専門職の職業倫理規定などでは、それぞれ関連する法律の趣旨にそって、「人としての尊厳」や「個人の尊厳」の「尊重」または「保持」といった文言が入る例が近年増えている。例えば、文部科学省・厚生労働省・経済産業省「人を対象とする生命科学・医学系研究に関する倫理指針」(二〇二三年)では、「研究対象者の福利は、科学的及び社会的な成果よりも優先されなければならず、また、人間の尊厳及び人権は普遍のものとして守られなければならない」と謳っている。こうした倫理指針・綱領は、ほかにも多数ある。

このように日本では多くの法令や倫理指針、倫理規定などに、「尊厳」という語は多用されている。しかし、それはどのような意味を持っているのか、必ずしも明確ではない。国会で「人間の尊厳」が議論されたのは、二〇〇〇年にヒト・クローン技術規制法案を審議する過程で、生命倫理学に造詣の深い法学者を参考人として招致したときである。その他の多くの法制定の過程で、「尊厳」の意味をめぐって議論が深められた機会はほとんどなかった

（『憲法における人間の尊厳』）。

おそらく「人間の尊厳」の意味内容を十分に理解しないままにここまで来てしまっているであろう。

議論が絶えないドイツ

人間の尊厳についての論文や著作が大量生産されているのはドイツである。ドイツ連邦共和国（旧西ドイツ）は、人間の尊厳を著しく踏みにじったナチズムの体験をふまえ、戦後、憲法にあたるドイツ基本法（一九四九年）の冒頭に「人間の尊厳は不可侵である。これを尊重し、および保護することは、すべての国家権力の義務である」と謳った。

近年大きな問題になっている生命倫理学と関連したテーマでも、盛んに「人間の尊厳」が唱えられる。私はES細胞や着床前診断など「いのちの始まりにおける人間の尊厳」をめぐってドイツで激しい議論が闘わされた二〇〇一年にドイツに滞在していたが、この激論のなかで政治家やキリスト教神学者などから、「人間の尊厳」を繰り返し聞かされた。

ドイツでは、「人間の尊厳」は一定の教育を受けた市民の基本的な教養である。例えば、ギムナジウム〔中高教育〕の公民の教科書には、人間の尊厳について十数ページにわたって、その概念の歴史や、ドイツ基本法での規定が詳しく説明されている。その章の終わりに、「人間の育種やクローニングがドイツ基本法第一条と両立しうるかを議論しなさい」といった応用問題がついているものもある。ドイツの政治家などが人間の尊厳を語るとき、この概念史の基本を教養として身につけている。ドイツでも依然として

それにもかかわらず、ドイツでも依然として……「人間の尊厳」概念をめぐる議論が絶えない（『尊厳概念のダイナミズム』）。ドイツのある教授は「私は最近なるべく尊厳という語を使わないようにしている」とさえ語る。それほどこの概念は扱いにくいのである。

「尊厳死」をめぐっては、この先展開することも含めて、さまざまな議論がある。そうであるのに、「尊厳死」という一見美しい印象を与える言葉を用いることで、議論する前から良いイメージを与えている。先述したように、日本でいう「尊厳死」は国際的な用法とはずれがある。この二つの理由から本書では、「尊厳死」という言葉を積極的な意味では用いていない。

日本での「尊厳死」をめぐる議論は、人生の最終段階における医療のあり方を問うものである。具体的には、生命維持措置の中止ないしは不開始をめぐる問題なのである。

2　事前指示書からアドバンス・ケア・プランニングへ

リビングウィルと事前指示書

治療の差し控え、または中止について、患者本人の意識がはっきりとしており、自分で判

断でき、その意思を伝えることができる場合は問題は少ない。治療に関して、本人の希望と意思を尊重するのが、現代医療倫理学の基本原則だからだ。そこには患者が治療を拒否する権利も含まれる。それは、先進国の多くで、「患者の権利法」などによって法的にも認められている。

国際的な文書としては、「患者の権利に関する世界医師会のリスボン宣言」（一九八一年）が、「精神的に判断能力のある成人患者は、いかなる診断上の手続きないし治療に対しても、同意を与えるかまたは差し控える権利を有する」としている。

これに対して、患者の意識が明確でない、あるいは判断力やコミュニケーション力に障害を抱えている場合に難しい問題が起こる。意識不明の状態でベッドに横たわっている患者の意思が不明確な場合に、どのような治療を行い、あるいはどのような治療を行わないのかについてである。

そのため意識が明確なうちに患者自らが将来の治療についての希望を書き、この文書の趣旨にそって、患者が明確な意思表示ができないときの治療を決めようという考えが生まれた。事前指示《アドバンス・ディレクティブ》書に基づく治療方針の決定である。これは一九六九年に発表された米国の法学者ルイス・カットナーの論文「安楽死の適正手続き――リビングウィルという提案」に始まる。

カットナーは突然の事故や脳卒中や心臓発作などによって「植物状態」になった場合など

を念頭において、自分の意思を表明できない状況になっても、自分が望まない治療を拒否する権利を確保する手段としてリビングウィルを提案した。論文名は「安楽死の適正手続き」ではあるが、カットナーはリビングウィルで安楽死を指示することはできないとする。なぜなら、患者の命を終わらせるために医師が積極的に行動するよう指示はできないからだ。慈悲殺の権限を与えるリビングウィルは公共政策に反するからだともカットナーは述べている。

事前指示とは、本人が意思決定能力を失った場合の治療に関する希望を表明する口頭または書面による意思表示である。代理人指示と内容的指示の二つがある。代理人指示とは、事前指示を行う者が意思を表示できなくなった場合に、医療に関する決定を行う代理人をあらかじめ指名しておくものである。内容的指示とは、意思表示をできなくなった場合の治療について、本人の望み、例えば、「心肺蘇生を望まない」などを記録したものである。（「事前指示と事前ケア計画」）。文書でまとめられたものを事前指示書と言う。リビングウィルはこの一つである。カレン裁判と同じ一九七六年に制定されたカリフォルニア州の「自然死法」は、この運用を法制化したものである。

生命維持治療の中止に関する問題を考えるとき、事前指示書とその法制化が一つの焦点となる。日本でも、いわゆる尊厳死法、「終末期の医療における患者の意思の尊重に関する法律案（仮称）第二案」がすでに用意され、国会への上程を待っている。この法案は、事前指示書などで示された延命措置の中止を希望する患者の意思を尊重し、この法に基づいて医師が延命措置を中止しても、その法的責任を問われないとする。

次に、事前指示とその法制化について考えてみる。

事前指示の可能性と限界

事前指示は自己決定を実現する道具とみなされている。しかし、そこには多くの難問がある。さまざまな指摘を整理すると、4-2のようになる。内容を順次みていこう。

(1) 執筆は自己決定できるが、実行は自己決定できない。

患者が自らの希望を事前指示書に認《したた》めたとしても、「そのとき」(重篤で意識障害やコミュニケーション不全となったときなど)事前指示書をどう扱うかについて、患者はもはや自己決定できない。「事前指示書をそのまま実行すれば患者の自律を尊重できる」という単純なものではない。「このような状態になったら、治療を中止してほしい」という文言について、現在の患者の状態がはたして「このような状態」に該当するのか、解釈が必要となる。その解釈は必ず家族や後見人や医療職などの他者によって代行せざるをえない。自己決定実現の道具とされる事前指示書には、他者による代行解釈が不可欠である。

(2) 事前指示書によって、過去の決定が将来の扱いを拘束する。

事前に指示内容を作成する時点と、その指示内容を実行すべきかを検討する時点との間に

4-2　事前指示書が抱える問題点

（１）執筆は自己決定できるが、実行は自己決定できない
（２）事前指示書によって、過去の決定が将来の扱いを拘束する
（３）指示内容が曖昧であると、実行できない
（４）いざというときそこにない
（５）法的に制度化されることによって生じる社会的プレッシャー
（６）本人が認知症になった場合、症状が進行する前の意思が尊重されるのか、それとも現在の意思が尊重されるのか？

出典：著者作成

は、時間がある。一般に人の心は変わりやすい。とりわけ生死に関わる決断では、動揺は避けがたい。医療技術も日進月歩であり、事前指示書作成時にはなかった新しい対処法が医療現場に現れてくることもよくある。過去に書いた事前指示書によって将来の自分が拘束されるおそれがある。

（３）指示内容が曖昧であると、実行できない。

「もしも私がスパゲティ状態になったならば、徒《いたずら》に命を長引かせる延命治療をしないでほしい」といった記述があった場合には、事前指示書を託された者は悩むだろう。本人はどのような状態を「スパゲティ状態」（病気の治療や救命処置のために、患者のからだにチューブ類を多数つないだ状態。最近はこういう表現はあまりみない）と考えたのか、「徒に命を長引かせる延命治療」とは具体的にどんな治療を指しているのかなどについて、本人の真意を探らなければならない。

このように指示内容が曖昧だと、事前指示書の実効性がなくなる。一般に、主治医や、医療の専門家などと相談しながら事前指示書を書けば、そうした曖昧さが減ると推奨されている。

（4）いざというときそこにない。

事前指示書を本人がいつも携帯しているとは限らない。どこかに仕舞い込んでいて、急変時に有効に利用されない場合が多い。例えば、救急車で本人は救急センターに搬送されたが、事前指示書が一緒に運ばれなかったため、事前の指示が活かされなかったなどである。家族や担当医師などと文書内容を共有したり、自宅の目につくところに事前指示書の写しを貼っておくなど、さまざまな工夫もあるだろう。

ルクセンブルクの緩和ケア法では、事前指示書を保健省内の登録管理システムで一括管理することを想定していたが、事前指示書の修正・撤回の自由を保障するうえで、中央管理システムはそぐわないと判断され、中止された（「ルクセンブルクにおける終末期医療関係法の現状と課題」）。

強制されるという危機感

（5）法的に制度化されることによって生じる社会的プレッシャー。

法制化されると、事前指示書の作成を事実上強いられ、意に反して人生を閉じなければならなくなる危機感が、すでに難病者や障害者の団体などから表明されている。日本ALS（筋萎縮性側索硬化症）協会は、尊厳死法案に反対する声明（二〇一二年一月三一日）のなかで次のように述べている。

ＡＬＳ等の難病患者が家族に遠慮することなく、治療を受けたい、生きていきたいという気持ちを自由に表明できる環境はないに等しく……もし、治療を断るための事前指示書やリビングウィルの作成が法的に効力を持つようなことになれば、ますますこれらの患者は事前指示書の作成を強いられ、のちに治療を望む気持ちになってもそれを伝えることが困難になるため、書き換えはことごとく阻止され、生存を断念する方向に向けた無言の指導（圧力）を受け続けることが予想できます。

日本の現状を考えたとき、「死ぬ権利」が「死ぬ義務」へと転換するという危機感である。日本弁護士連合会は、尊厳死法案に対する会長声明（二〇一二年四月四日、宇都宮健児会長）のなかでこう述べている。

患者が、経済的負担や家族の介護の負担に配慮するためではなく、自己の人生観などに従って真に自由意思に基づいて決定できるためには、終末期における医療・介護・福祉体制が十分に整備されていることが必須であり、かつ、このような患者の意思決定をサポートする体制が不可欠である。しかしながら、現在もなお、いずれの体制も、きわめて不十分である。

患者の「生きる権利」が保障されていないなかで、なぜ「死ぬ権利を保障する法律」の制定を急ぐのかという疑問である。

認知症の場合

（6）本人が認知症になった場合、症状が進行する前の意思が尊重されるのか、それとも現在の意思が尊重されるのか。

これはより根本的な問題の提起である。事前指示書は、病気の発症前や悪化前に、重篤になったときのために、自分の希望を書いておくものである。執筆時の意思が「いざ、そのとき」（事前指示の発動が求められるとき）になっても変わらないという前提である。もちろん、本人の意思が変化しうることは前提にしている。事前指示書の書き換え・更新はいつでも可能である。書き換えられた最後の内容が最終的な指示内容となる。

事前指示書の内容と現在の本人の意思との関係について米国の法哲学者ドナルド・ドウォーキン（一九三一〜二〇一三）があげている認知症の女性の例で考えてみよう（『ライフズ・ドミニオン』）。わかりやすく脚色した4－3のケースである。4－4で示すように、二つの選択肢がある。

Aの立場は、指示書の執筆時と、認知症が進行し肺炎になったいまとで、マサコさんの考

4-3　ある女性の例

マサコさんは80歳代後半から、家の鍵や通帳をなくしたり、炊事の火を消し忘れることが重なったため、家族に勧められて、物忘れ外来を受診したところ、アルツハイマー病の初期段階との診断を受けた。彼女は自分の母親が認知症になって「悲惨な最期」を迎えたことを思い起こし、「自分は母のようにはなりたくない」と考え、事前指示書を認《したた》め、「認知症が進行して、何もわからなくなったら、延命治療をしないでほしい。肺炎になっても抗生剤を処方せず、死なせてほしい。たとえ、そのときの私が“死にたくない”と叫んだにしても」と記した。

それから2年が経ち、マサコさんの認知症はかなり進行した。いまでは家族の顔もわからなくなった。それでも、必要な介護を受けながら、毎日おいしく食事をとり、眺めのよいリビングでくつろぎ、読書も楽しんでいる。よく見ると、本のページは適当にめくられている。

こんな穏やかでしあわせそうに見える時間が流れていたが、あるときマサコさんは肺炎になって高熱を発した。抗生剤で比較的簡単に治る見込みがある肺炎だった。このとき、「肺炎になっても抗生剤を処方せず、死なせてほしい」というマサコさんの事前指示に従うべきだろうか？

出典：D・ドウォーキン著／水谷英夫・小島妙子訳『ライフズ・ドミニオン——中絶と尊厳死そして個人の自由』（信山社、1998年）を基に著者脚色

4-4 「過去の人」、それとも「現在の人」？

A　過去の事前指示に従って抗生剤を処方せず死ぬに任せる

——認知症が進行して、判断能力がなくなり、自己決定ができなくなっても、事前指示書を書いておけば、自己決定が将来にわたって保障されることを期待して記した。その指示を受けた受託者（家族や医療者）がその通り実行するのが、本人の意思を尊重することであり、正当である。

B　現在のしあわせそうに見える生活に復帰させるべく抗生剤を投与する

——過去に「肺炎になっても治療しないで死なせてほしい」と指示していたとしても、いまこんなにしあわせそうに暮らしているのに抗生剤で簡単に治る肺炎を放置して、死ぬに任せるなんてとてもできない。肺炎を治療し、いつもの穏やかな日々を取り戻してあげたい。

出典：著者作成

え方や希望は変わらないという前提に立つ。変わったように見えるのは表面であって、「本来の人格は不変」という前提に立つ。「たとえ、そのときの私が〝死にたくない〟と叫んだにしても」と書かれているように、過去の熟慮した決定、つまり一貫した意思が、コロコロ変わり定まらない現在の希望と矛盾するときには、過去の明確な意思を尊重すべきである。これを、理性的な判断ができない現在の意思に合致しないとして拒否するならば、本人の自律を侵害する。それゆえ、彼女がまだ自律的な人格であった過去の事前指示に従うべきだ。

Bの立場は、マサコさんの判断力がまだあるときに執筆した事前指示の内容ではなく、現在の彼女の思いと推定されるものに寄りそおうとする立場である。

Aの論理は、過去の人格が、治療の選択を迫られるいまの自分について決定することになる。両者が同一ならば自己決定といえる。だが、そうではないならば自己決定とは言いきれない。

事前指示やリビングウィルの論理は、判断能力のある人格の自由と自律を、判断能力のない状況に拡張するという前提で、将来、重篤な病気になって意思表示できなくなったときの自分の扱いを指示しておくものである。この指示内容には、「あんな状態になったら、生きていたくない」という、元気なとき、あるいは、まだ重症化していないときの自分の価値観が反映される。同時にそこには、代行解釈を委ねられた家族や医療者の、「こんな状態で生きていても意味がない」という評価、生命の質についての評価も入り込みやすい。

認知症が進行したとき、自分がその状況をどう感じるかについて、自分自身は経験したことがないので、正確にはわからない。過去に事前指示書を書いた自分も、その実行を決断する関係者も、あくまでも、比較的まだ元気で判断能力のある者の価値観から判断している。

ドウォーキンはAの立場をとる。この違いを自覚したうえで、素朴な「経験的〔レベルの〕利益」と、「批判的〔に吟味された〕利益」とを分けて、後者を優位に置く（『ライフズ・ドミニオン』）。つまり、理性的な判断力があったときのよく熟慮された決定に従うべきだという。これは理性を重んじる立場である。ドウォーキンは知性主義的な人間観に立って、批判的に吟味され熟慮された過去の判断（リビングウィルの指示内容）を尊重することが、認知症の人の自律を尊重することになると考える。

「こんな状態」を生きたくなるケースもある

これに対して、ワシントン大学のレベッカ・ドレッサー教授（法学、生命倫理学）はBの立場をとる。彼女はこう批判する。実際に判断能力を失い重篤となれば、その人の利益や関心は根本的に変化し、以前は価値を見出せなかった些細なこと、〔例えば、家族との語らいや、三度の食事、入浴など〕ふだんの生活のなかでは当たり前のことがきわめて重要な関心事や喜びになったりする。また、以前は受け入れられなかった依存的な生存〔介護を受ける状態〕でも、なおも重要なものであるかもしれない、と（Quality of Life and Non-Treatment Decisions for Incompetent Patients.「レベッカ・ドレッサーのリビング・ウィル批判」)。

ドレッサーの指摘を考慮すると、これは、事前指示書の執筆時と実行時との間に時間間隔があり、その間に気変わりがするかもしれないという程度の問題（難点の2）ではない。人間の心がたえず変わりうるのはその通りだが、ここには、もっと深い価値観の変容がある。医師から重い病気の告知を受けたときには、以前に考えていた通り、「そんな状態では生きていたくない」と思っても、その後、価値観が変容し、物語の書き換えが起こり、事態を前向きにとらえ返すことはしばしばありうる。つまり、病気になったり重篤となったとき、自分がどういう思いをもつかを健常時や軽症時の自分が正確に推測することは難しい。それゆえ、判断能力が衰えた現在の患者を、あたかも判断能力がしっかりしている者のように扱い、過去の事前指示書の記載に基づいて、いま「自己決定権を行使する」と考えるのは虚構である。

むしろ、健常時に抱きがちな「こんな状態では生きたくない、死んだ方がまし」という考えを固定するのはやめた方がよい。可能なかぎり「こんな状態」を変えながら、なんとかやりくりして、自分らしく生きることを考え、まわりもそれを支援するという価値観の転換を含んだ課題が浮かび上がってくる。人間にはそれだけの柔軟性があるはずだ。これは「健康」のとらえ直しとも関係する（終章二一八頁以下）。

いったん「認知症」と診断されると、自律尊重の原則の前提条件を十全に満たしているという状況ではない。だからといって、「認知症＝自己決定能力なし」ではない。認知症の人の能力は、症状の進行や、置かれている環境やそのときの体調などによっても、多様で変動する。判断能力有り／無しの二分法で簡単に片づけることはできない。

「好き」「嫌い」を表明する力

認知症の進行過程は時に長期におよぶが、本人の意思を理解し、本人の意思を可能なかぎり尊重し、「その人らしい生活」を実現するために、ケアの現場では、うなずきや顔をそむけるなどの動作のなかに微細なサインをキャッチして、本人の意思を読み取って、本人の思いにそった支援が模索されている。

たしかに、認知症の人の言動は首尾一貫した合理性を欠くことが多い。それゆえ、いったん認知症と診断されると、ケア方針をめぐる重要な決定について本人の意向を聞かないことが多い。認知症と診断されたら、本人の希望など聞く必要はなく、家族などが、「本人にとって一番よい」と考えることをしてあげればよいというのが当然視されることもある。

長年高齢者の医療に携わってきた大井玄医師はこうした扱いに疑問を抱き、認知症高齢者本人に胃ろう造設について尋ねる調査を行った。その結果、胃ろう造設の提案に対して、約八割の人が即座に「イヤだ」という意思表示をしたという。

認知能力が中等度または重度に低下し、まわりからは「理性的な思考ができない」と思われている認知症の高齢者でも、自分の身体、とくに生死に影響するような生存に直接関わる事柄について、「好き」「嫌い」を表明する力は、その人固有の能力として最後まで保持される。それゆえ、「好き」「嫌い」という意思表明は倫理的な拘束力を持つ、と大井医師は受けとめている（『呆けたカントに「理性」はあるか』、「認知能力の衰えた人の『胃ろう』造設に対する反応」）。

理性的な首尾一貫性のみを基準にすると、こうした経験的なレベルでの本人の意向や好みは無視され、家族と医療者が相談して治療やケアの方針を決めてしまう。あるいは、かつて「正常な判断力」があったときに書いた事前指示書があれば、その指示内容を本人の現在の意思とみなして、それに従う。かくして、認知能力がかなり低下してもなお保持されている本人の意向は無視されてしまう。大井医師は「好き」「嫌い」という意思表明を「情動」レベルの現象としてとらえ、その意義を生物学的かつ哲学的に深めている。

自然的意思をどう評価すべきか

ドイツでは、この「情動」レベルの意思を、「自然的意思」と呼んで、法律上でも位置づけている。中世のスコラ学派の、「理性的に熟慮された意思」と、合理性を欠く素朴な「自然的な意思」の区別に由来する。自然的意思は哲学史上繰り返し論じられてきた。その概念はヘーゲル（一七七〇〜一八三一）の『法の哲学』（一八二一年）を経由して法学と司法のなかに導入されている（Patientenverfügungen bei Demenz）。「自然的意思」とは、恣意、欲望、衝動、心の傾きといったレベルの意思であるとヘーゲルは説明する。例えば、目の前の美味しそうなものに思わず手が出るレベルの意思であり、目の前の「幸せ」を目的とする。ヘーゲルは、これが内省されて、自然的な衝動から解放され、より普遍的なレベルにまで高められると、真の「自由意思」となるととらえた。

　ドイツの法律家は、「自然的意思」という言葉を、その表明時に責任ある自由な意思形成の能力を欠く人の現下の意思の表れと解している。ドイツでは、世話法（日本の成年後見制度にあたる）に関する判例などで、自然的意思は重要な概念である。事前指示書の法制化について検討したドイツ連邦議会審議会答申は「現時点で表わされた自然的意思は〔過去の〕事前指示に優先する」と明確に述べている（『人間らしい死と自己決定』）。

　ただし、非言語的表現などはしばしば解釈が困難である。「自然的意思」をストレートに受け入れると、本人にとって不利益になるというリスクも生じる。この理由から、「自然的意思」という解釈の定まらない誤解の余地のある概念を避けて、「弁識能力を欠く場合の意思表明」という概念によって置き換えることが適切だとの見解もある。いずれにしても日本の法学では自然的意思がほとんど注目されていないが、例えば成年後見制度などで今後考慮する必要があると思う。

　患者が言葉で表現できるかぎりでは、患者の意思表明はそれとして認識されうる。しかし認知症が進行した場合、みかけ上はっきりと希望が表明されても、それが実際の希望内容を適切に表現しているのかは疑わしい場合も多い。

例えば患者が表情や身振りで、なにかを訴える場合は、いっそう困難である。胃ろうや点滴の管を抜いたり食事から顔をそむける行為は、たしかに拒否の意思表明と理解できるが、何に対して拒否し、なにゆえに拒否しているのかはしばしば不明確だ。食事の拒否には、食欲がない、出された料理が嫌い、ヘルパーさんがイヤだ、気分がのらない、人生に疲れた、早く死にたいなど、さまざまな理由が考えられる。考えうる理由を一つずつ慎重に吟味して、たとえ明確な言語表現でなくとも、態度から本人の意思の表れを受けとめる姿勢がなければ、そのような改善もありえない。

マサコさんのケースに戻ってみよう。過去の事前指示のみを重視するAの立場は、あまりにも単純すぎる。現在の意思にアプローチするBの立場が基本となるであろう。しかし、Bの立場をとる場合には、困難もあり、次のような慎重な判断と対応が求められる。

いま本人はどう考えているだろうかを、患者本人および家族などとともに、過去―現在―未来にわたる患者の物語り《ナラティヴ》を共有しようとする姿勢で、本人の思いにアプローチする。4-5は国立長寿医療研究センターEnd-Of-Life Care（EOL）チームが、その取り組みを図解したものである（その後、厚生労働省の事業「人生の最終段階における医療にかかる相談員の研修会」の資料としてもウエブに掲載されている）。

4-5　意思決定支援の概念図

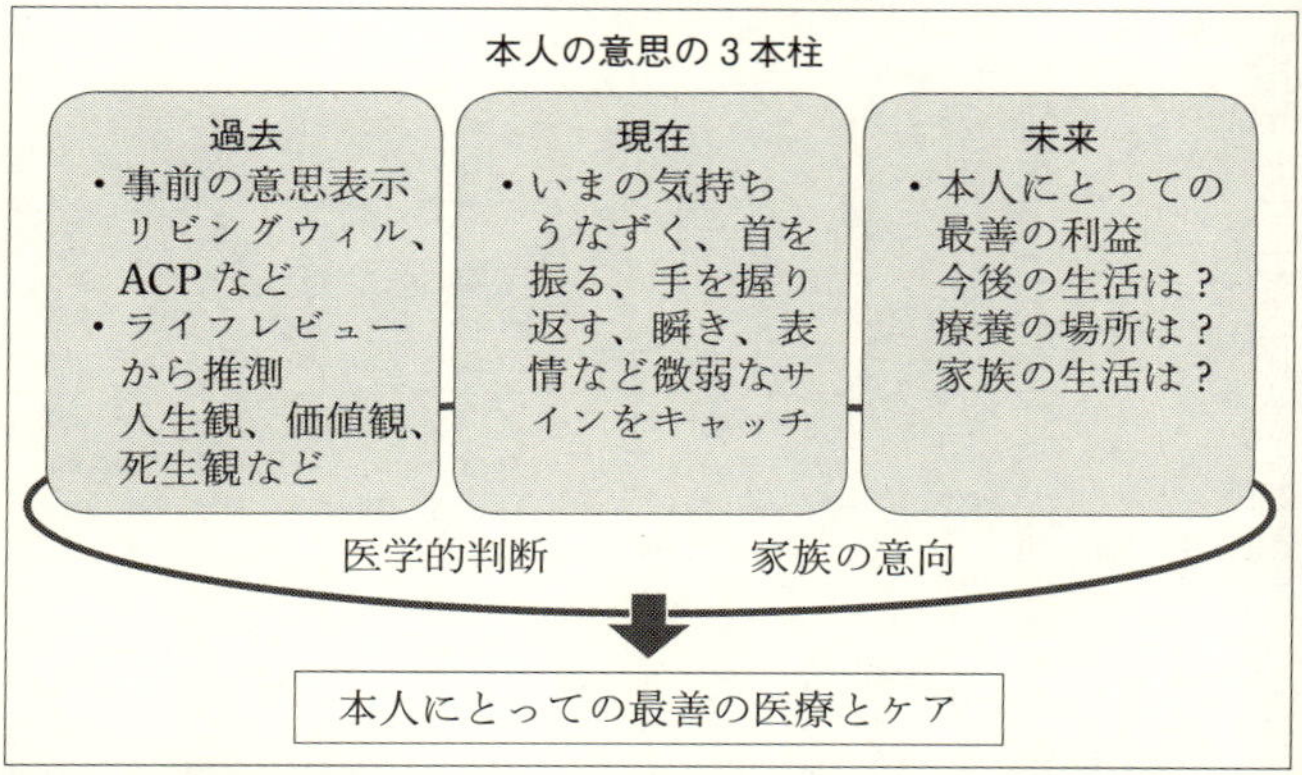

出典：国立長寿医療研究センター「平成27年度 人生の最終段階における医療にかかる相談員の研修会資料」を基に著者作成

患者にたとえ意識障害があっても、本人の思いに寄りそい、自律的な意思決定を支援するという忍耐強い努力が求められる。こうした考え方は、厚生労働省の「認知症の人の日常生活・社会生活における意思決定支援ガイドライン」（二〇一八年）にも反映している。このガイドラインは、「認知症の人が、一見すると意思決定が困難と思われる場合であっても」、「認知症の人の身振り手振り、表情の変化も意思表示として読み取る努力を最大限に行うこと」を求めている（「認知症の人の特性を踏まえた意思決定支援の基本原則」の章）。

アドバンス・ケア・プランニングとは

ここまで事前指示書の運用が持つ難点を、構造的に考察してきたが、実際の運用状況はどうであろうか。

4-6　アドバンス・ケア・プランニングとは

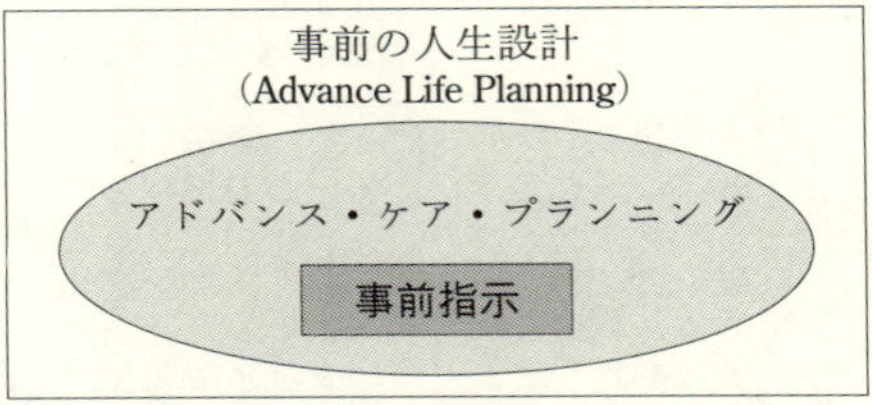

出典：伊藤博明、中島孝、板井孝壱郎、伊藤道哉、今井尚志「事前指示の原則をめぐって――事前指示の誤解・曲解を避けるために」『癌と化学療法』（36巻、2009年）を基に著者作成

近年、事前指示の法制化が、ドイツ（世話法二〇〇九年改正）、フランス（患者の権利および生の終末に関する法、二〇〇五年、終末期にある者のための新しい権利を創設する法、二〇一六年）、スイス（成年者保護法、二〇一三年）、韓国（ホスピス・緩和医療および終末期患者の延命医療の決定に関する法律、二〇一六年）、台湾（安寧緩和医療法、二〇〇〇年、病人自主権利法、二〇一六年）、イタリア（インフォームド・コンセントおよび事前指示書に関する規定、二〇一七年）などでも行われている。なかでも参考になるのは、世界に先駆けてこの法制化を行った米国である。

米国では、カリフォルニア州の自然死法の制定（一九七七年施行）によって、リビングウィルを前もって作成する個人の自己決定権が世界で初めて保障された。その後、各州で同様の自然死法および、代理人の指名を制度化する持続的代理権法が制定された。連邦レベルでは、「患者の自己決定権法」が制定され、一九九一年に施行された。これによって、「自分が受ける医療・介護を決定する個人の権利」（医療処置を受ける権利と拒否する権利を含む）ならびに「事前指示を州法のもとで指示しておく個人の権利」が認められている。カリフォルニア州の自然死法の制定から四〇年以上が経過し、大規模な社会実験が行われてきたことになる。

しかし、事前指示書の作成者の割合は必ずしも高くない。先に示した難点からも、人生の最終段階の医療で、事前指示書は必ずしも有効に機能していない。そこで、事前指示書だけではうまくいかない現状を、医療者やケアする側からの働きかけで補完しようとする、アドバンス・ケア・プランニング（Advance Care Planning　ＡＣＰ「事前ケア計画」ともいう）が導入されている。

４－６の図に示されるように、事前指示は主に具体的な医療措置を指示し、アドバンス・ケア・プランニングの一部に含まれる。アドバンス・ケア・プランニングはさらに「事前の人生設計」に含まれる。人生設計というと、進学や就職、結婚、出産、マイホーム購入などをイメージすることが多いが、ここでは、例えばがんの告知後、残りの人生をどう過ごしていくかを考えることなどをイメージすればよい。

余命一年程度の患者への「ポルスト」

米国のアドバンス・ケア・プランニングの先進例に、「生命維持治療に対する医師の指示書（ポルスト／POLST Physician Orders for Life-Sustaining Treatment）」がある。重篤な状態で一年以内に死亡してもおかしくないと予想される患者から、主治医が、終末期の治療、蘇生措置や生命維持治療などについて希望を聞き取って保管しておく書類のことである。

4-7　POLST（ポルスト／生命維持治療に対する医師の指示書）

A	心肺蘇生：脈拍がなく、呼吸が停止している状態で、蘇生術をするかどうか
B	医学的処置：症状を和らげる処置だけを行うか、気管への挿管、人口呼吸器などを用いて最大限の治療措置を行うか
C	人工的栄養補給：経管栄養を含む人工栄養補給を行うか
D	抗生剤：抗生剤を使用するか

出典：POLSTから主要項目を抽出し著者作成

ポルストは4－7のような選択肢にチェックを入れるだけの簡単な書式である。患者（または患者の家族や代理人）と医療者が相談して終末期の対応を決め、指示書として保管しておく。二〇〇四年の調査では、オレゴン州のナーシングホーム（介護老人施設）の七一％が、ホームの入所者全体の八八％がポルストを利用していた。また、オレゴン州立健康科学大学などのチームによる二〇〇六～〇七年の調査では、オレゴン州のホスピスの一〇〇％、ウェストバージニア州のホスピスの八五％がポルストを利用していた（Use of the Physician Orders for Life-Sustaining Treatment（POLST）Paradigm Program in the Hospice Setting）。こうした取り組みが「全米ポルスト・パラダイム・プログラム（National POLST Paradigm Program NPPP）」として全米に広がりつつある。ただし書式の名称はさまざまである。このような取り組みは米国だけではなく、各国で展開されている。

しかし、医療者側からの簡単な説明や短時間での一回きりの聴き取りだけでは、患者側が医療やケアの全体について十分理解できるとは思えない。アドバンス・ケア・プランニングが、わずか一、二ページの書類を埋める形式的な作業に終わる場合には、医療者側の働きかけで事前指示書を書くような結果になる。アドバンス・ケア・プランニングを緊急時の対応についての意向調査に矮小化《わいしょうか》することなく、患者側と医療者とで十分なコミュニケーションを通じて練り上げるものにする必要がある。

相良病院の実践

この点でとても参考になるのが、鹿児島の相良病院でのアドバンス・ケア・プランニングの実践である。この取り組みの責任者である江口惠子総看護部長に話を聞く機会があったので、それもふまえて紹介する。

相良病院は乳がんの専門病院である。乳がんは闘病期間が長くなる場合がある。根治が困難になって、転移や再発後にも、長期の人生がある。疾患とその治療・ケアのこうした特性から、アドバンス・ケア・プランニングがとりわけ重要だと考えている。疾患をどうやって治すかという医学的適応の観点だけでは済まない。患者の日常生活と人生全体を考慮し、本人の価値観と希望とをふまえて、治療方針を決定していかなければならない。

こうした考えから、非常に特色のある質問紙「共に治療について考えていくための質問紙(sagara版ACP質問紙)」が開発され、用いられている。通常のアドバンス・ケア・プランニングの書式では、ポルストのように、「緊急時に蘇生措置をするかどうか」などの項目が

4-8 「共に治療について考えていくための質問紙」

1. あなたの治療に携わる医療者（医師や看護師など）との話し合いについてお尋ねします。感じておられるありのままの気持ちをお聞かせください。

1) 医療者と十分に話し合いながら治療を進められていると思いますか。
□そう思う□ややそう思う□どちらともいえない□あまりそう思わない□そう思わない 〔2以下も同様の選択肢であるので省略〕
2) 医療者は、病気や治療に関して十分な説明をしてくれていると思いますか。
3) 医療者は、あなたが大切にしたいことを十分に聴いてくれていると思いますか。
4) 医療者は、あなたの疑問や気がかりについて相談に応じてくれていると思いますか。
5) 医療者の話を聞いた後、今後どうしたら良いかわからないような気持ちになりますか。

2. 今後の話し合いについて、ご希望をお聞かせください。

1-1) 医療者に聞きたいこと、話し合いたいことはどのようなことですか。（あてはまるものはいくつでも）
□今後起こりうる症状や生活への影響　□今後の生活の過ごし方
□病気の今後の見通し　□その他（　　　　　　　　　　）
1-2) 予後（予想される平均的な余命）についてできるだけ詳しく知りたいと思いますか。
□そう思う□ややそう思う□どちらともいえない□あまりそう思わない□そう思わない
2) 病状についてご家族とも話し合いながら、治療を進めていきたいと思いますか。〔選択肢は同上〕
3) 未成年のお子さんがおられる方は、病状についてお子さんへも伝えていきたいと思いますか。
□そう思う□ややそう思う□どちらともいえない□あまりそう思わない□そう思わない□子どもによって違う□迷っている（□相談希望　□家庭内で考えたい）

3. 今後の治療について、ご希望をお聞かせください。

1) 治療方法を決めていくときに、あなたが大切にしたいことはどんなことですか。〔選択肢省略〕

a　副作用はある程度我慢してでも最も効果の高い治療を受けること
b　きつい（つらい副作用がある）治療はなるべく避けること
c　生活の質（自分が希望するような生活の過ごし方、満足感、充実感）を大切にすること

以下の３．２）～5）、４、５略

出典：sagara 版 ACP 質問紙（ver.2）

中心になる。だが、この質問紙では、４－８にあるように、まず冒頭１で、医療者とのコミュニケーションについての満足度を患者に問うている。これは満足度調査でもあるが、それ以上に重要なのは、これが話を切り出すきっかけになることである。

２にあるように、患者が医療者に自分の思いをもっと理解してほしいと思っている場合、今後の話し合いへの意向が確認できる。治療方針を含むさまざまな悩みを出し、医療者と話し合う手がかりとなる。

治療方針についての希望を尋ねる項目３では、具体的な選択肢（例えば化学療法、放射線療法など）に入る前に、「治療方法を決めていくときに、あなたが大切にしたいことはどんなことですか」という質問があり、ａｂｃのような項目があげられている。

患者はここで具体的な治療方針についてあれこれ悩むまえに、まず自分が何を欲しているのかを自問することになる。自らの価値観や人生観を問い直すきっかけにもなる。アドバンス・ケア・プランニングを、単に説明と同意に基づく治療方針の決定として形式的にとらえてはならない。患者自身が自らを見つめなおし、自分の生き

方を深めて行くプロセスでもある。

「家族に迷惑をかけるから」と積極的な治療を固辞していた患者が、質問紙に答えながら看護師と話し合ううちに、治療を望んでいる自分に気がつくこともあるそうだ。医療職はそうしたプロセスに寄りそい、患者自らが、治療の目標を含む自身の人生の目標を明確にし、方向性を見出していく。

コミュニケーションを制度に取り込む

一般に、明確に文書として残ることは、法的には、重要な証拠とみなされる。しかし医療やケアは法律ではない。アドバンス・ケア・プランニングで大切なことは、患者と医療者とが対話し、コミュニケーションを十分に深めていくことである。そのなかで患者自身も価値観や人生観を問い直しながら変容していく。医療者にとっては、その変化に寄りそって行くことこそがアドバンス・ケア・プランニングである。そのなかで、医療者も患者から教えられることもあり、医療者の成長にもなり、医療職としての誇りを持てるようになる。

江口総看護部長は「質問紙に機械的に記入させて、患者の意向を了解したと思われることが一番怖いことだ」と語る。一回きりしかアドバンス・ケア・プランニングの機会がないのであれば、それは医療を誤った方向に導きかねない。繰り返し相談することが、アドバンス・ケア・プランニングを形骸化させないための必要条件だ。相良病院では、質問紙への記入も二回以上、面談は平均九回以上も繰り返し行っている。事前指示を点ではなく、線でとらえ、アドバンス・ケア・プランニングのプロセスのなかで、医療者と患者側とのコミュニケーションが深まることで、患者のＱＯＬ（満足度）が向上する。

相良病院のアドバンス・ケア・プランニングの書式がとても優れているのは、最も大事なことは紙や書式ではないという考え方から出発しているからだ。大事なのは紙への記入ではなく、これをきっかけとして医療者と患者がコミュニケーションを十分深めていくという考え方で作られていることである。このような取り組みは他でも行われており、例えば、臨床倫理プロジェクトの『上手に老い、最期まで自分らしく生きるための心積りノート』なども、よく配慮された優れた書式として注目される。

アドバンス・ケア・プランニングの定義はまだ定まっていない。米国のポルストの取り組みは、余命一年以内の最終段階の患者を対象にしているが、江口総看護部長はあまり狭く限定する必要もないと考えている。むしろ、幅の広い膨らみのある言葉としてこれを使用し、「どのような年齢や健康状態にある成人でも個人の価値観や人生の目標、将来の医療ケアに関する選考〔好み、希望〕を理解し共有できるよう支援するプロセス」とアドバンス・ケア・プランニングを定義する。こうしたコミュニケーションを自覚的に制度として取り組むことこそアドバンス・ケア・プランニングである（「高齢社会に求められる医療やケア」）。

このような考えは徐々に受け入れられ、厚生労働省「人生の最終段階における医療・ケアの決定プロセスに関するガイドライン」の二〇一八年改訂にも取り入れられている（このガイドラインについては次節参照）。「本人の意思は変化しうるものであることを踏まえ、本人が自らの意思をその都度示し、伝えられるような支援が医療・ケアチームにより行われ、本人との話し合いが繰り返し行われることが重要である」という文言が新たに追記された。

また「時間の経過、心身の状態の変化、医学的評価の変更等に応じて本人の意思が変化しうるものであることから、医療・ケアチームにより、適切な情報の提供と説明がなされ、本人が自らの意思をその都度示し、伝えることができるような支援が行われることが必要である。この際、本人が自らの意思を伝えられない状態になる可能性があることから、家族等も含めて話し合いが繰り返し行われることも必要である」と記された。

こうしたプロセスに丁寧に取り組んで、コミュニケーションを深めておけば、患者の意識が混濁した状況になっても、本人の意思を推定もしやすくなり、本人の希望にそった医療の方向を選択しやすくなるのではないだろうか。

3　日本で法制化は必要なのか

抜管行為のみでの起訴はない

二〇〇四年から〇六年にかけて、北海道立羽幌《はぼろ》病院、和歌山県立医大付属病院紀北《きほく》分院、富山県の射水《いみず》市民病院などで、延命措置を中止する目的で患者の人工呼吸器を取り外し、患者が死亡して事件化するケースが相次いだ。道警や県警が、呼吸器外しに関与した医師を殺人容疑で地検に書類送検するケースが続いた。このため、治療中止について法で明確に規定してほしいという声がいっそう高まった。

射水市民病院事件などでは、人工呼吸器を取り外されたことによって患者が死亡した疑いで、担当医師が警察の取り調べを受けたものの、結果的に不起訴となっている。実は日本では、このような抜管行為のみで起訴された例はない。

日本には終末期医療のあり方を規定した法がない。安楽死を合法化している国が徐々に増え、安楽死は容認しないとしても、治療の中止、生命維持措置の中止の手続きを法律で定めたり、事前指示の法制化をしている国も多い。法律の整備で日本は遅れていると思っている人は多い。

二〇〇五年、日本尊厳死協会の要望を受けて、「尊厳死の法制化を目指す議員連盟」が設立された（現在「終末期における本人の意思の尊重を考える議員連盟」超党派で衆参約二〇〇名）。その後、勉強会を重ね、二〇一二年に「終末期の医療における患者の意思の尊重に関する法律案（仮称）第二案」を策定するに至った。この法案は、日本尊厳死協会の要望に応え、治療中止を中心にまとめ直したものである。この法案がなかなか上程されないことに苛立ちを覚えている人もいるであろう。しかし、こうした法が本当に必要なのかをあらためて考えてみたい。

二〇〇七年の画期——厚労省のガイドライン

日本には、終末期医療を規定した法律は存在しないが、厚生労働省が定めたガイドラインがある。これは、先にあげた、人工呼吸器を取り外した医師が殺人容疑で書類送検されたケースが相次いだことを受けて、厚生労働省が二〇〇七年に策定した「終末期医療の決定プロセスに関するガイドライン」である。二〇一五年に名称のみが「人生の最終段階における医療の決定……」に改訂された。

さらに二〇一八年には、名称が「人生の最終段階における医療・ケアの決定プロセスに関するガイドライン」と改訂され、内容も初めて改訂され、アドバンス・ケア・プランニングの要素が取り入れられた。名称の変更の背景には、在宅医療をいっそう充実しなければならない時代になったことがある。病院における医療だけではなく、病院と在宅医療との連携を深め、医療職と介護職がともにこのガイドラインを理解して、継続的なケアを実現していく必要がある。そのために「人生の最終段階における医療」というタイトルが「人生の最終段階における医療・ケア」となったのである。介護分野にも、研修会などを通じて、このガイドラインについての理解を広めていく取り組みが行われていく。

このプロセス・ガイドラインの当初からの重要な内容は、次の三点である。①主治医がひ

4-9　決定のプロセスの基本

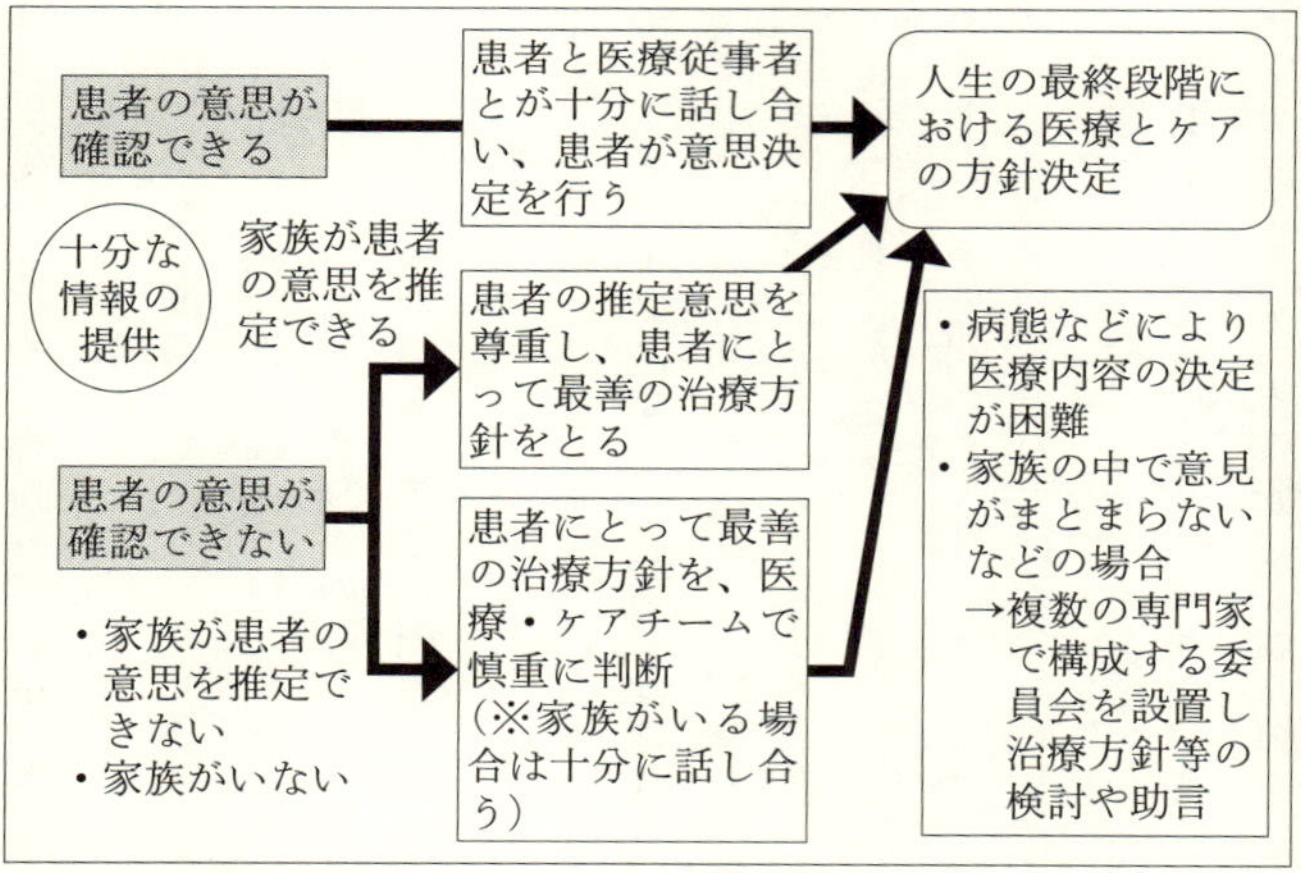

出典：厚生労働省作成のリーフレットより

とりで決めない。医療・ケアチームで検討する。②徹底した合意主義。本人の意思の尊重。家族とも合意を形成する。③緩和ケアの重視・充実。そのうえで、4-9にあるように、状況を三つのパターンに分類し、決定のプロセスの基本を示している。

　二〇〇七年に発表された当時の受けとめ方はさまざまであった。圧倒的に多かったのは、「失望」の声である。ガイドラインは治療の中止の基準をなんら示しておらず、決定のプロセスの形式のみに終わっているという批判である。私自身も当時そのように感じた。しかし、不治の病で死期が近づいているような状況で具体的にどのような段階で治療を中止すべきかなどということを、基準として一律に示すことは不可能である。具体的な臨床のなかで、現場に関わる者が状況を総合的に判断して決定せざるをえない。もし基準を示せと言われれば、その文書は膨大なページ数になるであろう。

ガイドラインが示しているプロセスは、序章で触れた「治療行為の中止」の要件にも言及した東海大学病院と川崎協同病院における二つの事件の判決をふまえている。例えば、川崎協同病院事件の横浜地裁判決のなかの「末期医療における治療中止について」という節で指摘されている要点をクリアする内容である。ということは、こうした合意のプロセスを丁寧に積み上げていけば、違法性はなく、そもそも、事件にならないことを意味する。

実際、そう考える法学者も多い。刑法を専門とする佐伯仁志・東京大学教授は、プロセス・ガイドラインに従って判断がなされれば、そこに警察が介入することは考えられない、臨床現場に司法が介入することは望ましくないと述べている（『ジュリスト』一三七七号）。

日本老年医学会が、人工的水分・栄養補給の中止も選択肢に含む「高齢者ケアの意思決定プロセスに関するガイドライン 人工的水分・栄養補給の導入を中心として」を二〇一二年に発表したとき、付録に「本ガイドライン案に則って、関係者が意思決定プロセスを進めた結果としての選択とその実行について、司法が介入することは、実際上はあり得ず、あるとすれば極めて不適切である」ということに賛同する法律家のリストを掲げている。二〇一二年六月現在で、元最高裁判事や刑法学者、生命倫理学者などを含む二九名が名を連ねている。

現に、ガイドラインが策定された以降、治療中止の行為のみをめぐって、警察が動いた例はない。

人生の最終段階の医療については、日本医師会などいくつかの団体も、厚生労働省のガイドラインにそう形のガイドラインを発表した。日本救急医学会のものはより具体的に踏み込んだ内容である（二〇〇七年）。これはその後、日本循環器学会、日本集中治療医学会、日本救急医学会の三学会共同の「救急・集中治療における終末期医療に関するガイドライン」（二〇一四年）となっている。このガイドラインに基づいて、救命救急医療の現場では、いったん蘇生し人工呼吸器などによって生命が維持されている患者に対して、例えば、脳の損傷が著しく意識の回復のまったく望めないなどの状況を患者の家族に十分説明し、家族が本人の意思を推定しながら、「延命措置の中止を希望する場合」、「家族らとの協議の結果、延命措置を減量、または終了する方法について選択する」となっている。

「クローズアップ現代＋」の衝撃

二〇一七年六月九日のＮＨＫ「クローズアップ現代＋」は、帝京大学病院高度救命救急センターで、このプロセスを経て、人工呼吸器を外し、そのおよそ一時間後に患者が死亡する場面を放映した（「『延命中止』という新たな選択——生と死のはざまで」）。治療中止してまもなく患者が死亡する場面が公共の電波で流れたのである。しかも患者も担当医師も実名での報道であった。だがその後も警察による捜査はなかった。

日本医師会もこの番組に注目した。第XV次日本医師会生命倫理懇談会答申「超高齢社会と終末期医療」（二〇一七年一二月）は、「NHKで十分なプロセスを経て人工呼吸器を外す場面が堂々と放映されても、関係者に対し捜査の動きもないこと」を例示して、個別性の高い終末期医療を法制化することに対し、慎重であるべきとの立場から、適切な公的ガイドラインに従うことで現場の医師が免責を受けられることが望ましいとした。

人工呼吸器を外せば警察の取り調べを受けると思っている医療者はまだ多い。「病院の方針としてどんなことがあっても呼吸器を外さない」と定めている病院もある（このような方針が非倫理的であることを批判したものとして田代志門「病院の方針として『呼吸器は外しません』と定めるのは倫理的に許されるのか」）。しかし、現状は、「クローズアップ現代＋」が示したところまできている。

延命至上主義の変化

いま「延命至上主義」といわれる状況が変化しつつある。最近、治療中止も一つの選択肢として含むガイドラインが相次いで出されている（4-10）。例えば、「成人肺炎診療ガイドライン」は高齢者肺炎の増加に注目し、新たな診療方針を示している。高齢になると、嚥下《えんげ》機能つまり物を飲み込む力が低下し、誤嚥性《ごえんせい》肺炎が起こりやすくなる。肺炎自体は抗菌薬によって比較的簡単に治るものもあるが、嚥下機能が改善しないと、誤嚥性肺炎を繰り返す。

4-10　治療中止も選択肢の一つとしたガイドライン

- 日本老年医学会「高齢者ケアの意思決定プロセスに関するガイドライン——人工的水分・栄養補給の導入を中心として」2012年
- 日本透析医学会「維持血液透析の開始と継続に関する意思決定プロセスについての提言」2014年
- 全日本病院協会「終末期医療に関するガイドライン——よりよい終末期を迎えるために」2016年
- 日本呼吸器学会「成人肺炎診療ガイドライン（指針）」2017年
- 日本神経学会「認知症疾患診療ガイドライン」2017年

出典：著者作成

そのたびに抗菌薬の使用を繰り返すと耐性菌のリスクも出てくる。また、介護施設に入所している高齢者が肺炎を繰り返し、病院への入退院を繰り返すうちに、認知機能の低下や全身状態の悪化も生じうる。新ガイドラインは肺炎治療による一時的な病状の改善だけではなく、次第に治療が難しくなっていく反復性の問題や全身状態の悪化などを総合的に判断し、肺炎の治療を見合わせ、緩和ケアを主体とする方針も選択肢として提起している。

このように、これまで当然行うべきとされていた治療方針について、治療しない選択肢を入れたガイドラインが増えてきている。日本の医療はいま大きな転換を迎えている。

他方で、こうした流れを心配する向きもある。「治るはずの肺炎も治してくれないことを『尊厳死』と思い込んでいる医者も出てくる」と川口有美子NPO法人ALS／MNDサポートセンターさくら会副理事長は懸念する（「尊厳死法制化の動きと、その裏にあるもの」）。こうした危惧に対しては、患者の権利を明確に定めた法こそが必要であろう。安易に治療中止にならないような「患者の意思の尊重」の保障である。

先進各国にはほとんど存在する患者の権利法を求める運動が、日本弁護士連合会などを中心に長らく進められてきた。実際、「患者の権利宣言案」（患者の権利宣言全国起草委員会、一九八四年）や、「患者の権利の確立に関する宣言」（日弁連、一九九二年）などが出されてきた。日本医師会も「医療基本法草案」をまとめ、そのなかで患者の権利を謳っている。

日本には教育基本法や環境基本法、災害対策基本法など「基本法」と名のつく法律が現在五六本ある。他方で、医療に関連する法律は、医療の供給体制や公衆衛生対策など、おびただしい数の法律が制定・改正されてきた。だが医療基本法は不在である。そのため、医療関連の法律はその相互の関連性も複雑多岐にわたり、理念的な統一を欠く（「医療基本法の意義」）。医療基本法で基本理念を定め、そのもとで医療政策の整合性を図ることが必要である。

医療基本法案は一九七一年の第六八回国会に提案され審議されたが、廃案になった。しかし、その後も議論が断続的に続いてきた。現在、日本医師会の他に、日本病院会、全日本病院協会、患者の権利法をつくる会、東京大学公共政策大学院医療政策実践コミュニティーなどから医療基本法案が示されている。内容が一致しているわけではないが、医療基本法の制定の必要性については、すでに幅広い合意が形成されている。「患者の権利法」という名称にこだわらず、医療基本法を早く制定する必要がある。そのなかで人生の最終段階の医療でも患者の意思の尊重が明確に規定されることが求められる。

「延命治療」を中止した結果……

「延命治療」という言葉が、近年では、非常に悪いイメージで語られる。まるで「延命＝悪い」と言わんばかりである。だが、寿命が延びることは、人間が本来、望むところである。おそらくいまの「延命治療」という言葉には、「こんな状態で延命しても、意味がない」という思いが込められているのであろう。

ここで在宅医療と在宅での看取りに取り組んでいる小笠原文雄《ぶんゆう》医師の『なんとめでたいご臨終』であげられている大変興味深いケースを紹介したい。

小笠原医師のもとには、入院中の患者や患者家族から「緊急退院」の希望がしばしば寄せられるという。「緊急入院」なら説明は不要だが、「緊急退院」という言葉を聞くことはほとんどないだろう。これは、最期が近づいたから、病院ではなくて家で最期を迎えたいので、すぐに退院させてほしいという希望である。重篤な患者の退院を、病院はふつう許可しない。そこで小笠原医師がすぐに病院と退院調整を行い、自宅に連れ帰る。すると、いまにも死にそうだった患者の容態が持ち直し、しばらく自宅で平穏な日々を過ごすことができる例が多いという。

入院中は高カロリーの栄養と水分を補給され、むくみでパンパンの状態になっていた人が、栄養と水分を適切な量に減らすことによって、状態がよくなってくるという。最期に近づいていく患者には、水分や栄養の過剰な投与はかえって負担をかける。そこで、患者の状態に適した量に減らしていくと、その結果、病院では「退院したら五日の命」と言われた人が、みるみる元気になって、退院してから五年経っても元気で暮らしている例もあるという。「延命治療」を中止したことによって、延命効果が出たのである。病院での濃厚な治療によって、かえって命が縮まるという面もあるのだ。

では、このようにして得られた「延命」には意味がないと言えるのか。こうして自宅に戻った患者は、住み慣れた我が家で、再び家族とともに暮らし、食事や排泄などは必ずしもままならないかもしれないが、家族との最期の語らいやコミュニケーションの時間などを作り、自分の人生を見つめ直し、穏やかに息を引き取っていく。看取った家族にもそれなりの満足感・充実感があるという。「なんとめでたいご臨終」である。「延命」という言葉を一方的にネガティヴにとらえる必要はないのである。

第5章　安楽死と自殺の思想史——人類は自死をどう考えてきたか

この章では、安楽死と自殺に関するヨーロッパを中心とした思想の歴史を、古代から現代まで概観する。

1　キリスト教からの脱却——古代から近世

古代ギリシア・ローマ時代の自殺論

古代には、医師が不治の病者を見放し治療を放棄することも、また、病気を苦にした自殺もあった。医師が病者の求めに応じて、殺害することも、あるいは自殺を幇助することもあった。厳格な教育で知られるスパルタでは、子は生まれると同時に、厳しい選別にかけられた。生き延びていくことができないとみなされた子は遺棄された。

医の倫理の原点とされる「ヒポクラテスの誓い」には、「たとえ求められたにせよ、誰に対しても致死薬を与えることも、またそのような助言を行うこともしません」（「ギリシャの医学思想と人間――ヒポクラテス医師の誓いにおける人間観」）とあるが、それをあえて誓わなければならないような状況があった。つまり、安楽死が広く行われていたため、あえて誓いのなかに入れられたのであろう。

哲学者のなかでも、自殺についてさまざまな意見があった。アリストテレス（前三八四〜前三二二）は『ニコマコス倫理学』のなかで、法は自殺を許容しない、自殺は、自分に対しての不正ではなく、ポリスに対する不正となると述べている。

これに対して、ストア派の哲学者、セネカ（前一頃〜六五）は、自殺を容認していた。祖国の自由のために戦いカエサルに捕われることを潔しとせず自死した（小）カトー（前九五〜前四六）の英雄的な死を賞賛し、潔い死を次のような言葉で表現している。

　賢者が生き続けるのは生きねばならない限りであって、生きられる限りではない。生きることが善なのではなく、よく生きることが善なのだから。……考えるのは常に人生の質であって量ではない。

（倫理書簡集、高橋宏幸訳）

さらに、生の質こそ重視すべきだとして、こう言う。

　人生とは、死ぬ勇気がなければ、隷従なのだよ。

人生もどれだけ長いかではなく、どれだけ立派に演じたかが問題だ。どこで終えるかはまったく関係がない。君の終えたいところで終えたまえ。ただし、立派な結末をつけることだ。

（倫理書簡集、高橋宏幸訳）

古代ギリシア・ローマには、自殺や安楽死に関して肯定、否定が入り交じり、正当と呼べるような指導的な教説はなかった。キリスト教の出現が、これを大きく変える。

キリスト教の時代の自殺禁止

聖書には、自殺禁止を明示的に示した文言はない。三世紀までは、キリスト教会は、自殺の道徳性に関して公的な見解を持っていなかった。

自殺をはっきりと全般的に非難したのはアウグスティヌス（三五四〜四三〇）である。アウグスティヌスは『神の国』（四一三〜四二六年）のなかで、聖書に「自殺することを命じたり許可したりする神の言葉がどこにも見出されない」のは、「殺してはいけない」というモーゼの戒律が「あなたの隣人」を殺害することだけではなく、「自殺をも禁止している」からだとの解釈を示している。自殺はどんな理由があっても許されない行為である、「耐えて生きよ」とアウグスティヌスは説いた。

トマス・アクィナス（一二二五頃〜七四）は『神学大全』の「殺人について」のなかで、

「人は自分を殺すことが許されるか」という問いに取り組んでいる。「自分自身を殺すことは三重の理由からしてけっして許されない」と述べ、次の三点をあげている。

①自殺は自己保存という自然本性に反する。自己愛という愛徳（Caritas）に反する。
②人間は共同体の一部であるから、自分自身を殺すことは、共同体に対して害悪をなす。
③生命は神によって人間に授けられたなんらかの賜物であり、「殺し、かつ生かす」ことは、神の権能のもとにある。したがって、自らの生命を取り去るものは、神の権能に対して罪を犯すことになる。

自殺は①自己、②共同体、③神との関係で、三重の罪として明確に整理された。③のところで、トマスは現代の安楽死論にも直接関わる次のような説を展開している。

現在の生における何らかの悲惨から逃れるために、自殺することは許されない。なぜなら、アリストテレスが『ニコマコス倫理学』第三巻で述べているところから明らかなように、現在の生における他のもろもろの悪のなかで究極にして最も恐ろしいのは死である。したがって、現在の生における他の悲惨を避けるために自らを殺すことは、より小さな悪を避けるためにより大なる悪を引き受けることである。

（『神学大全』稲垣良典訳）

この教説によれば、病気で苦しいからといって自殺することは、より大きな悪を招く。このようにキリスト教では、「自殺は罪」という教えが強固なものとなる。それは現代でも、貫かれている。例えば、一九八〇年にローマ教皇庁から「安楽死についての声明」が発表されたが、その「第1章　人間性の価値」の「4自殺の厳禁」はトマス・アクィナスの右の論を踏襲している（『安楽死について』）。

次に近世以降、「自殺は罪」という教えが乗り越えられていく動きをたどる。

トマス・モア

近世になって自殺を擁護した書としてまずあげられるのは、イギリスの人文主義者トマス・モア（一四七八〜一五三五）の『ユートピア』（一五一六年）である。ユートピア島は周囲五〇〇マイルの円を描いたような形の島で、五四の都市があり、六〇〇〇世帯が住んでいる。この架空の島の話である。モアがユートピア島での死に方をどのように描いているかを見てみよう。

病気が不治であるばかりでなく、病人を絶えず苦しめ悩ますものであるときは、司祭と役人が病人にこう言います。あなたは人生のすべての義務に応じることができず、他人に対して負担、自分自身にも重荷になっており、すでに死すべきときをこえて生きているのだから、これ以上、疫病や、伝染病を培養し続けようとは考えずに、生命《いのち》が自分にとって苦悩になったいま、死ぬことをためらわず、よい希望をもって、ちょうど牢獄や拷問の責めからのがれるように、自分で自分をこの苦しい生から解放するか、または自発的に他人に頼んで解放してもらうかするのがよくはないかと。

それは、安楽ではなく苦痛を死によって断ち切らせるのだから、賢明な行為であり、また、神の意思の解釈者たる司祭の忠告に従うことなのだから、敬虔で聖なる行為にもなろうと言い聞かせます。この勧めに説得された人たちは、断食によって自ら生命を断つか、また眠らされて、自分で死を感じることなしに、楽にさせられます。

しかし、病人をも当人の意思に反して処置することはけっしてありませんし、死の勧めを聞きいれなかったからといって看護のつとめをおろそかにすることもありません。こういうふうに死ぬことに同意したひとは尊敬されていますが、司祭や長老会議が認めなかったような理由で自殺するひとは、埋葬にも火葬にもふさわしくないものとされ、葬られないままにどこかの泥沼に捨てられます。

（澤田昭夫訳）

ユートピア島では、不治の病でたえず病苦に苛まれるようになったら、病者は司祭と役人の説得を受け入れ、生命を短縮する措置をとることが語られている。

現代の著名な生命倫理学者、米国のジェームズ・レイチェルズ（一九四一〜二〇〇三）やオーストラリアのヘルガ・クーゼは、ユートピア島の記述を字義通りモア自身の理想と受けとめたうえで、モアがキリスト教によるタブーを打ち破って、安楽死を初めて大胆に擁護したと評価している。

モアはユートピア島の社会状況や国家体制のなかに自身の理想を託していると解釈されることが多い。だが、ユートピア島についての記述すべてをモア自身の理想と受けとることはできない。

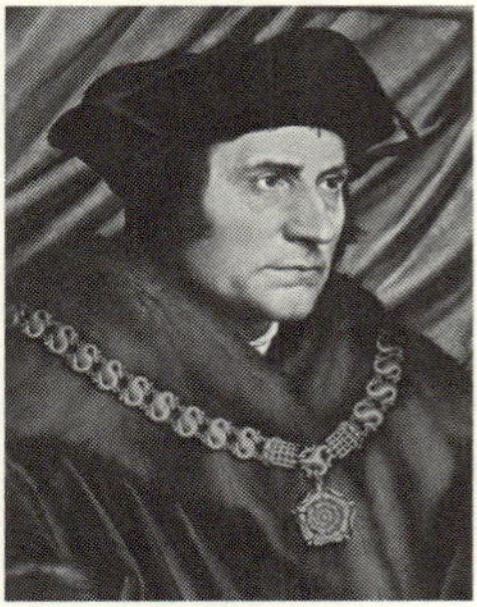

トマス・モア

役人と司祭による安楽死への教唆と説得の場面に、モアは複雑な思いを込めている。『ユートピア』には、病者に対して最期まで「慈愛に満ちた看護」をすることや、死の勧めを拒否した場合にも「看護のつとめをおろそかに」しないことなども書かれている。モアは終生、敬虔《けいけん》なキリスト教徒であった。当時のキリスト教は自殺を罪とみなしていた。

『ユートピア』は諧謔と風刺に富んだ社会批判の書である。それゆえ、字義通りに受けとるのではなく、安楽死の叙述のなかにも諷刺がたっぷりと盛り込まれていると見るべきであろう。不治で苦悩する病者に対する安楽死の提唱が明確に記述されていることはたしかだが、モア自身を「自発的安楽死の提唱者」と断定することはできない。

フランシス・ベーコン

「知は力なり」という言葉で知られるイギリスの哲学者フランシス・ベーコン（一五六一〜一六二六）は、学問の大革新による科学的知の進歩をめざした。ベーコンは、英語で書かれた最初の哲学書と言われる『学問の進歩』（一六〇五年）のなかで、安楽死（euthanasia）という語に次のような新たな意味を与えている。

ただ健康を回復させるだけでなく、病気による痛みと苦しみを緩和することも医師の職務である。例えば、危険な症状の緩和が回復の助けとなるような場合だけではなく、回復の望みがなく緩和がただ最期をより穏やかに楽にする場合にも、緩和は医師の務めである。なぜなら、死における充足感は、カエサル・アウグストゥス〔ローマ帝国の初代皇帝〕がこいねがったものであり、大いなる至福であるからだ。……

ところが、今日の医師たちは、病気の治療が手遅れとなった患者につきそうことをためらう。だが、わたしの考えでは、医師たちが職業的信念と人間性を欠いていないのであれば、彼らの技術を磨いて、死に逝く人をより平穏に旅立つようにすべきである。それゆえ、死の苦悩をやわらげる方法の研究が不足している、とわれわれは叱責する。その方法を、死に逝く魂に内的な平静をもたらすことから区別して、外からの安楽死と呼ぶ。（著者訳）

この記述はベーコンの安楽死肯定論としてよく引き合いに出される。

だが、ここで述べられていることは、生命を短縮させることではない。古代の偉人たちが希《こいねが》った「穏やかな心地よい眠りによく似た」最期を患者にかなえてやるために、医師が最期まで患者に寄りそうことである。彼が「安楽死」に与えた意味は、生命の短縮ではない。魂や精神を磨いて良き生と最期の「内的な平静」を成就するという意味、現代風に言えば、スピリチュアル・ケアでもない。医師が身体に働きかける緩和技術としての安楽死である。それをベーコンは「外からの安楽死 euthanasia exterior」と名づけた。

ベーコンは安らかな最期をもたらすための医療技術、今日でいう緩和医療技術の革新《イノベーション》を提唱した。古い学問を批判し、この世を変える力を持った知を探究し続けたベーコンらしい発想である。

近世以降の安楽死論の流れを概観する研究の多くは、思想家の安楽死についての片言隻句《へんげんせっく》に注目し安楽死肯定論とする。しかし、全体の文脈のなかで理解すると、そのような解釈の一面性が見えてくる。とくに、トマス・モアとベーコンの説の解釈についてそういえる。

ヴィルヘルム・フーフェラント

ベーコンのこの提唱は二〇〇年後に、ドイツの医師クリストフ・ヴィルヘルム・フーフェラント（一七六二〜一八三六）によって取り上げられた。フーフェラントは当時から世界的にも高名な医師であった。

彼の「医師の心得」（一八〇五年）は、日本にも早くから紹介された。杉田玄白の孫で幕末の蘭方医、杉田成卿《せいけい》（一八一七〜五九）がオランダ語訳から『医戒』として翻訳している（一八四九年）。その八年後に、緒方洪庵（一八一〇〜六三）の抄訳『扶氏医戒之略』が書かれた。オランダ語からの重訳ではあるが、江戸時代にすでに日本に紹介されていた。

フーフェラントは不治の病者について、こう述べている。

ただ治療するばかりでなく、不治の病の場合でも生命を保持し苦痛を緩和することが医師の義務であり、また大きな功徳でもある。それゆえ、治す見込みが立たないとなると嫌気がさしたり、腕をこまぬくだけで何の手当てもせず、患者を見放してしまうとすれば、それは大変な過ちを犯していることになる。……治る期待ももてず激痛に苦悶している人のほうが同情を求める気持ちはいっそう強い。こういう場合には、生きることに耐えうる力をつけてあげ、わずかの希望であっても、これを患者の心に育むように努めることである。……たとえ救うことができなくても慰めることはできる。慈愛にあふれたこのような医師の態度は立派な善行である。……

それゆえ死に面した患者であっても、医師は見捨ててはならない。そういうときでも、医師は患者の一大恩人となることができる。助けることはできなくても、安んじて死を迎えさせることができるからだ。

（『自伝／医の倫理』杉田勇訳）


フーフェラントは不治の病者を見捨てず、患者に最期までつきそい「安んじて死を迎えさせること」が医師の務めだという。他方、生命の短縮については、「およそ人命を短縮するようなことは決してしないとの誓い」を堅持し、こういう。

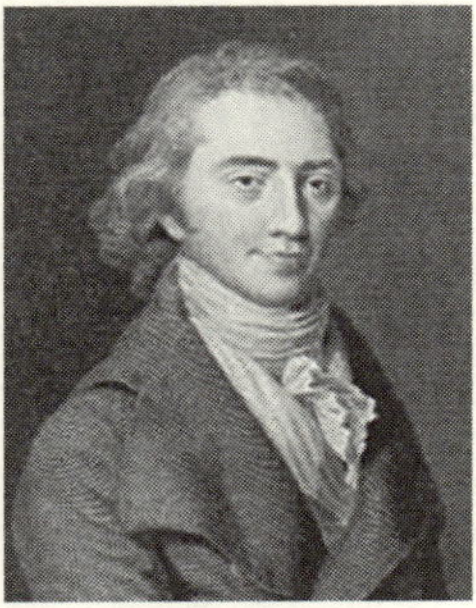
C・W・フーフェラント

もしも患者が不治の病に苦しんで自ら死を懇望している……ようなときには、善意の人でさえも次のような考えがすぐに浮んでくるであろう。そのような悲惨な目にあっている人の重荷を少しでも早く解いてあげることは、許されないことであろうか。いやそれどころか、そうすることは義務ではないのかと。
こういう理屈そのものにどれほどもっともらしい点

があっても、……その考えはやはり間違っている。またそういう理屈に基づいて医術を行うならば、それはきわめて不当であり、罰せられるべき行為であろう。それはまさしく医師の本分にもとることである。医師は生命を保全する以外のことはしてはならない。……

その行為が幸福をもたらすか不幸を招くか、価値があるかないか、そういったことは医師の関知するところではない。ひとたび医師が僭越にもそういうことを考えたうえで仕事を始めるならば、そこから生じる悪い結果は計り知れないものがあり、医師は国家の最も危険な人物となるであろう。なぜならば、生命の保全というこの一線を踏み越えて、生きる必要の有無を決めるのも医師の権限だと思うようになると、その考えがだんだんエスカレートしていって、しまいには、そのほかの場合でも人の生命に関して、それが価値がないとか役に立たないといった評価をするようになるからである。

（『自伝／医の倫理』杉田勇訳）

フーフェラントは、医師は「生命を保全する」ことだけを考え、その治療の結果、患者が幸福になるか不幸になるか、その後の生に価値があるかないかには関知しないと述べている。これは今日では、医師は病気の治療のみを考え、患者の生の質（ＱＯＬ）に配慮していないと批判される面も含むであろう。それは「生命至上主義」のパターナリズム（保護・支配の立場から弱い立場にある者への干渉）として批判される面をたしかに含んでいる。

反面、病者の生命の価値を医師が評価することの危険についても警告している。これは、のちにドイツの医師が犯した罪（二〇一頁以下参照）を予見しているかのようである。フーフェラントは安楽死論の系譜のなかで、初めて「すべり坂」を指摘した医師として注目される。

デイヴィッド・ヒューム

現代の安楽死支持論は主に、人間は自己の身体・生命に関する自己決定権を持つということを論拠にしている。この自己決定権を論拠にして自殺一般を正当化したのは、イギリスの哲学者デイヴィッド・ヒューム（一七一一～七六）の「自殺について」という論文がおそらく最初であろう。

ヒュームは「自殺について」を一七五五年に執筆したが、教会からの非難と当局による告発が予想される事態に直面して、この論文を外して、エッセイ集『四論集』を刊行している（一七五七年）。「自殺について」が公刊されたのは、彼の死の翌年一七七七年のことであった。執筆から二〇年あまり経って、ようやく日の目を見たのである。

「自殺について」のなかでヒュームは、自殺は許されないという教会の教えに真っ向から反論し、合理主義的な自殺擁護論を展開している。

不幸な死すべき人間は、死のみが彼のみじめさを完全に終結させることができるにもかかわらず、この避難所にあえて逃れることなく、……創造者を怒らせはしないかという空しい恐怖心から、依然としてみじめな生存を引き伸ばしている。神と自然の贈物〔自死〕は、この残酷な敵〔迷信〕によってわれわれから奪いとられている。

したがって、わずか一歩踏み出せば、われわれは苦痛と悲嘆の領域から抜け出ることができるにもかかわらず、迷信の脅迫が、……みじめな状態の原因である憎むべき存在に依然としてわれわれを鎖でつなぎとめている。（田中敏弘訳）

このように、ヒュームは自殺の禁止を「残酷な敵」ととらえている。そのうえで、「自殺に反対する一般的な議論をすべて検討し、この行為はいかなる罪の意識も非難も免れてよいことを論証することによって、人びとにその本来の自由を取り戻すことに努めたい」と、意気込みを語っている。ここでは、病気を苦にした自殺に限定せず、自殺全般を扱っている。

人間には、自身の幸福を追求することができる能力、自身の生命に決定を下す権限が与えられている、とヒュームは主張する。人間が自殺できることは、自然法則のおかげであり、神の摂理の秩序に含まれるという。それゆえ、ヒュームは苦痛と悲しみが忍耐の限度を超えたときには、自殺は許されると主張する。

苦痛と悲しみが私の忍耐の限界を越え、人生にうんざりさせてしまう場合には、私は最も明確で最も明白な言葉によって、私のいる場所から呼び戻《リコール》されていると結論してよかろう。（田中敏弘訳）

さらに、ヒュームは自殺が義務違反かを検討する。

自殺は……われわれの隣人に対する、また社会に対するわれわれの義務の違反であろうか。……世を捨てる人は、社会に対してなんの害ももたらさない。……社会がおそらく私から受けるかもしれない取るに足りない利益のために、なぜ私がみじめな存在を引き延ばさなければならないのであろうか。……

社会の利益を促進することにもはや私の力が及ばず、私が社会にとって負担であると考えよう。……このような場合、私の人生の放棄はただ無害であるばかりか、称賛に値するに違いない。

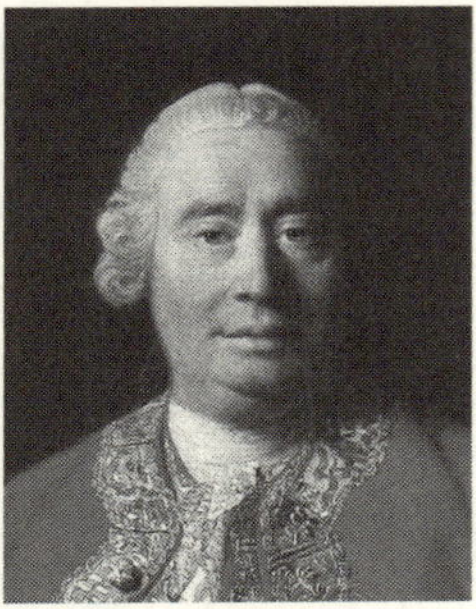
デイヴィッド・ヒューム

老齢や病気あるいは不幸が人生を重荷にし、人生を死滅よりももっと悪いものにすることがありうると認める人にとっては、自殺はしばしば、利益やわれわれの自分自身に対する義務と両立しうる。このことはなんら疑いえない。

（田中敏弘訳）

ヒュームは、自殺は社会に対する義務違反どころか、「社会から有害な一成員を取り除くことにより、社会にとって有益だ」とまで主張している。

「人生がそれを続けるに値するかぎり」は、自殺する人はいないとも述べているように、生きるに値する人生《いのち》と、生きるに値しない人生《いのち》を対比している。

ヒュームの自殺の正当化は一八世紀半ばに書かれたものだが、現代的な響きを持っている。ドイツの哲学者ショウペンハウアー（一七八八〜一八六〇）は自身の小論「自殺について」のなかで、ヒュームの自殺論を、自殺を罪とするキリスト教の教説への「最も徹底した反論」と称賛している。ヒュームの自殺論は啓蒙主義時代の自殺正当化論の頂点であり、「生きるに値しない生命」をめぐる現代の論争にもつながる論点を含んでいる。

2 ダーウィンからナチスへ——優生思想の台頭、国家の介在

優生学の登場

一九世紀後半になると、不治の病者の要請に基づいて命を終わらせることを正当とみなす安楽死論が公然と主張されるようになり、新たな論争が始まる。この論争は現代にまで続いている。不治の病者の要請に基づく生命の短縮の正当化は、病者の要請に基づく自殺介助の方法も含む。さらには、精神疾患や障害を持つ人々に対する「安楽死」という名の殺害の提案にまで発展する。二〇世紀になると、それが政策的に実行される。

一九世紀後半に登場する社会ダーウィニズムと優生学の影響のもとでこうした展開は始まった。「優生学」という言葉は、進化論を唱えたダーウィンのいとこ、フランシス・ゴールトン（一八二二～一九一一）が一九世紀に用いた言葉であり、「良い生まれ」というギリシア語からの造語である。

ゴールトンは『人間の知性とその発達』（一八八三年）のなかで、初めて「優生学」という語を用い、その脚注のなかで、高貴な性格を遺伝的に授けられた生まれつきの血統の良さを表すギリシア語 **eugenes**（エウゲネス。生まれの良い、名門の、上流の、高貴な心を持った）や **eugeneia**（エウゲネイア。生まれの良さ、高潔な心、身体の強健さ）から、「種の改良の科学を表現するに簡潔な言葉」として造語したと説明している。

優生学という言葉には、「より適切な人種や血統が、より不適切な人種や血統に対して、速やかに優勢になる、より良いチャンスを与えることによって、人間の血統を改善する科学」という意味が込められていた（『優生学の名のもとに』）。いわば、植物の栽培や家畜の飼育における育種の発想を人間にも当てはめ、特定の人種や国民の遺伝的な資質を高めようという思想である。

「優生学」という言葉は、このように一九世紀後半に登場し、一九世紀末から二〇世紀の初めにかけて、優生学の運動が世界を席巻した。しかし、優生学的な思想はかなり古く、文献としては、すでにプラトンの『国家』にも見られる。

優生学は社会ダーウィニズムと深く関わっている。社会ダーウィニズムとは、生存競争による自然淘汰《とうた》というダーウィンの進化説を人間社会にも当てはめ、社会の進化を説明しようとする思想である。優生学と社会ダーウィニズムの思想の歴史を概括することは、本書の目的から外れる。ここでは、社会ダーウィニズムに関連する思想動向のなかで、安楽死や自殺介助や治療中止についての注目すべき言説を中心に見ていく。

ダーウィンの登場

チャールズ・ダーウィン(一八〇九~八二)は『種の起源』(一八五九)のなかでは、人間の進化を扱わなかったが、巻末で、「遠い将来を見通すと、さらにはるかに重要な研究分野が開けているのが見える。……やがて人間の起源とその歴史についても光が当てられることだろう」(渡辺政隆訳)と述べている。それから一二年後、人間の起源と進化にダーウィン自らが光を当てることになる。

彼は『人間の由来と性淘汰』（一八七一年、以下『人間の由来』）を著し、人間の進化を真っ向から論じる。このなかで、いとこのゴールトンの『遺伝的天才』（一八六九年）を「すぐれた議論」として、しばしば引用している。ダーウィン自身も優生学的な思想を共有していたと言えよう。例えば、「文明化した人間にはたらいている自然淘汰について」、ゴールトンらの「書物から取ったもの」と断って、こう述べている。

未開人では、からだや心が弱い個体はすぐに除かれてしまうので、生き残った個体は一般に健康状態がよい。一方、私たちのような文明人は、精神遅滞者や障害者や病人のための収容所を建て、救貧法を制定し、誰もが除かれてしまうことのないように、大きな努力を払っている。医師は、誰の命をも救うよう、最後の瞬間まで最善をつくす。もともとからだが弱く天然痘にかかったかもしれない多くの人々が、予防接種のおかげで生き延びられるようになったことはたしかだ。

こうして、文明社会では、弱い人々も子を残すことができるようになった。家畜動物の繁殖に関わったことのある人ならば誰でも、これが人類にとってはなはだ悪い影響を与えることを疑いはしないだろう。世話

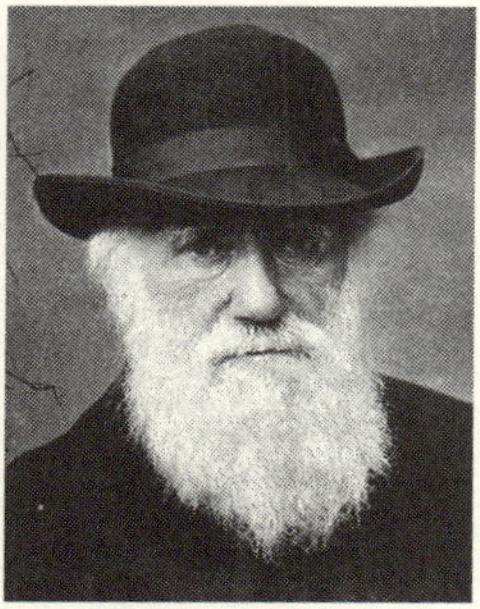

チャールズ・ダーウィン

が十分でなかったり、間違った世話をしたりすると、驚くほど速く家畜の系統が劣化する。しかし、最も悪い状態の動物にも繁殖を許すような無知な育種家は、人間以外にいない。

（『人間の由来』長谷川眞理子訳）

ここでは自然淘汰と人為淘汰が対比されている。人為淘汰とは、通常は家畜や作物などの品種改良をめざして「より良い」形質を持った個体を次世代の親として選抜することである。

ところが、「私たちのような文明人」は、医師が誰の命をも救おうと最後の瞬間まで最善を尽くしている。結果として、障害者や病者など「弱い者」を「生き延び」させて、人類の質的劣化を招いている。こうダーウィンは考え、文明人は「家畜の品種改良と逆のことをしている」と懸念している。

倫理の進化の主張

けれども、こうした論調は『人間の由来』の主旋律ではない。ダーウィンは本書のなかで人間の心的能力を基盤にした「倫理の進化」も論じる。ここでは、社会的本能から、共感の働き、道徳感情と良心の呵責《かしゃく》の成立などを「自然史の立場」から跡づける。つまり、人間が今日に至るまで生き残り進化を遂げてきた原因を、体力と知力という面のみならず、共感や道徳感情という面からも考察している（これは、倫理の生物学的基盤、倫理と自然の関係として、倫理学では重要なテーマであるが、ここでは、それに立ち入らない）。体力と知力と共感の三つの関係をダーウィンは次のようにとらえている。

「人間はこの世で最も無力で無防備な生きものの一つである」。人間のからだは裸で、保護されていない。身を守るための大きな歯やかぎ爪を持っていない。力が弱く、走るのが遅い。食物を発見したり敵を察知したりするための嗅覚が鈍いなど弱点だらけである。さまざまな肉食動物がいるなかで生き延びて、ここまで発展してきたことを振り返りながら、その進化の要因として、知能の発達と社会的資質の二つをあげている。

人間は肉体的な弱さを、一つは「知的能力」を駆使して「武器や道具を作製できたこと」によって、もう一つは「社会的資質によって仲間を助け、また自分も助けられたこと」によって補ってきた。そのおかげで、「人間が現在のような生物界での高い位置を獲得する」に至ったと考えている。

武器や道具の作製を可能にする「知的能力」が人間の特長であることはたしかであるが、この知能の高さと肉体的強さにだけ注目し、それらの遺伝的要因のみを重視して、人間を改良しようとすると、容易に優生学的発想になる。これに対して、ダーウィンは社会的資質の進化・向上を非常に重視している。とくに共感の能力を社会的資質の鍵として、注目している。

また、人間一人ひとりは、まことに無防備で無力な存在ではあるが、社会的本能を発展させて集団の力を強めることで、この弱点を補ってきた。ダーウィンは「比較的ひ弱な生物から進化してきたことは、人間にとって非常に幸いなことであった」とまで言っている。これは人間の弱さと相互依存の価値を認める発言である（終章参照）。

ダーウィンは、個人対個人の生存をめぐる競争だけではなく、集団対集団の競争レベルも含めて重層的にとらえ、道徳的資質の向上が生き残りに有利に作用したと推測している。『人間の由来』には、「人間の良心や道徳の進化が部族間淘汰によって進化したという仮説」が含まれていて、現代の進化学研究で検証が期待されている。

道徳性の高さは、特定の一個人やその子どもたちを、同じ部族の他のメンバーに比べて、ほとんど、またはまったく有利にするものではない。しかし、〔部族全体の〕道徳の水準が上がり、そのような性質を備えた人物の数が増えれば、その部族が他の部族に対して非常に有利になるだろう……。

愛国心、忠誠、従順、勇気、そして共感の感情をより高く保持していて、たがいに助け合ったり、全員の利益のために自分を犠牲にする用意のあるような人物をたくさん擁している部族が、他の部族に打ち勝つだろうことは間違いない。そして、これは自然淘汰である。いつの時代にも、世界のどこでも、ある部族が他の部族に置きかわってきた。

そして、道徳は彼らの成功の一要因であるので、世界のどこでも道徳の標準は向上し、よりよい道徳を身につけた人間の数が増加したのである。

（長谷川眞理子訳）

ダーウィンは道徳的水準の向上を通じて自然淘汰が働くという面をはっきりととらえていた。単に体力と知力の点でのみ自然淘汰が働くとは考えていない。かれが優生学に全面的に与《くみ》しえなかった理由がここにある。

弱者を助けねばならないと私たちが感じるのは、もともとは社会的本能の一部として獲得された共感の本能が、先に述べたような道筋によって、より優しく、より広い対象に拡張されてきたことに伴う偶然の結果であろう。私たちはまた、何らかの過酷な理由によって、共感を抑えるようにさせられたときにも、自分の性質のなかの最も高貴な部分が傷つくことなしにそうすることはできない。

（長谷川眞理子訳）

弱者を助けねばならないという義務感は、共感の本能が自分の属する集団を超えて拡張し、より洗練されてきた結果だと洞察している。もし、この共感の本能を抑えて、弱き者を選別排除するとすれば、人間の「最も高貴な部分が傷つくこと」になるだろうと予想している。共感の本能を人間の最も重要な資質として重視する姿勢が見られる。

ダーウィンは、「弱者が生き延びて子を残すことの明らかな悪い影響」にも言及しながら、他方で、弱者を助けねばならないという義務感が人間の「最も高貴な部分」に由来するとも述べている。ここにはアンビヴァレントな気持ちが表れている。

当時のイギリス社会に蔓延《まんえん》していた差別意識から、ダーウィン自身も自由ではない。「弱者が生き延びて子孫を残さないこと」を明確に希望している。しかし、それは希望であって、期待できることではないとも述べている。ましてや強制できることではないことは言うまでもなかったであろう。

ダーウィン自身は優生学を唱えたわけではないが、彼の「適者生存」や「自然選択」の説は、社会ダーウィニズムの有力な論拠として使われる要素をも含んでいたことは、あらためて言うまでもない。

エルンスト・ヘッケル

ダーウィンのこうしたアンビヴァレントな態度を乗り越え、優生思想の基礎づけに自然淘汰説を用いたのは、ドイツ人医師であり比較解剖学者のエルンスト・ヘッケル(一八三四～一九一九)である。かれは二六歳のときにダーウィンの『種の起源』を読んで衝撃を受け、進化論によって生物学全般の刷新をめざした。さらに「一元論」という独特の哲学的世界観を打ち立てる。「エコロジー」という概念を打ち出したことでも知られている。

ダーウィンは自然淘汰（自然選択）と人為淘汰（人為選択）を比較しているが、ヘッケルはそれをさらに先へと進め、人為選択によって弱者を選別・排除し、人種を改良すべきだとの立場を鮮明にしている。

ヘッケルは『自然創造史』（一八六八年）のなかで、「いわゆる世界史」を「諸民族の歴史」と呼び、これに「自然淘汰（選択）」だけではなく、自然に代わって人間が行う「人為淘汰（選択）」がその何倍も影響を及ぼしていると指摘している。そのきわだった例として、古代のスパルタをあげてこう述べている。

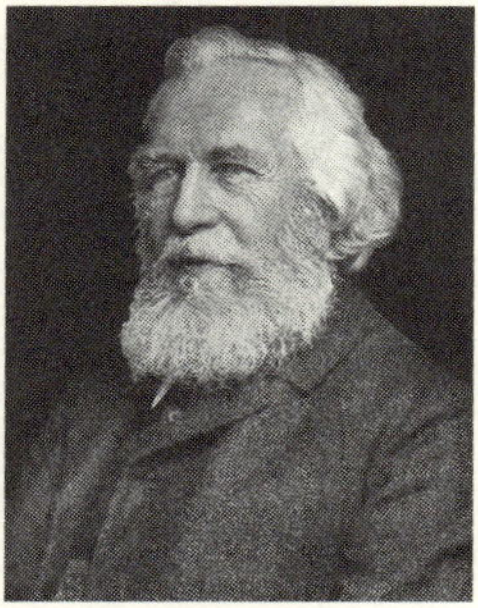
エルンスト・ヘッケル

人間の大規模な人為淘汰（選択）のひとつの卓越した例を古代のスパルタ人が示している。彼らは、ある特別な掟に基づいて、生まれたばかりの嬰児を即座に注意深く点検して選別していた。病弱な子供や何かしらの身体的欠陥をもった子供は皆、殺された。完全に健康で力強い子供たちだけが生きることを許され、のちに子孫を残すことができたのである。それによって、スパルタの人種は、常に卓越した身体力と能力を保てるようになっただけでなく、世代を経るにつれて身体的な完全性が増していったのである。

たしかに大部分はこの人為的淘汰（選択）のおかげで、スパルタ民族はまれに見るような男性的力と荒っぽい戦士の徳をもっていたのであり、それらによってスパルタ民族は古代史において傑出していた。（『自然創造史』〈『ヘッケルと進化の夢』内の佐藤恵子訳〉）

スパルタ人が子どもを選別して残してきたことが、スパルタ人を傑出したものにしたと述べている。『自然創造史』は『種の起源』刊行から九年後、『人間の由来』の三年前に刊行された。進化論者がダーウィンの進化論を根拠にして優生思想を語ったものとしてはかなり早い。ヘッケルはさらに、精神疾患を持つ人や不治の病者の安楽死の問題をも提起する。『生命の不可思議』（一九〇四年）のなかで、こう述べる。

とくに神経衰弱と他の神経の病気が毎年多くの犠牲者を出している。毎年、精神病院の数は増え、規模も拡張されている。せかせか駆り立てられてきた文明人が長患いから逃れて癒されようとする療養所が至るところに設立されているのだ。これらの長患いの多くはまったく治癒の見込みのないもので、多くの患者が言語に絶する苦痛のもとで確実な死を待つばかりである。このような哀れな人たちのはなはだ多数が、長患いからの救済を切望しており、苦痛に満ちた生命の終わることを望んでいる。ここにおいて、私たちが同情心ある人間として、彼らの願いをかなえ、痛みのない死によって彼らの苦悩を短縮することが正当かどうかという重要な問題が生じるのである。

（『生命の不可思議』〈『ヘッケルと進化の夢』内の佐藤恵子訳〉）

この出版時すでに、不治の精神疾患を持つ人や不治の病者の「安楽死」を公然と唱えた書が刊行されていて、安楽死の是非をめぐる問題の提起はもはや珍しいものではない。ヘッケルでとくに注目すべき点は、一元論者として安楽死を哲学的に正当化する首尾一貫した論の展開である。自殺の擁護から、さらに不治の病者の安楽死の正当化に至る論拠をたどってみる。

自殺の「自己救済」の主張

ヘッケルは、過去三〇年の受精学の成果により、生命は神の恵み深き賜物ではなく、両親の性欲と生殖的行動の結果であるとする。したがって、もしこの生命が何の幸福ももたらさず、かえって病気や苦悩や悲しみしかもたらさなくなったならば、「自発的な死によってこの苦悩を終わらせる権利がある」と主張する。

「いのちは神からの賜物」というキリスト教信仰に対して、公然と反旗を翻し、唯物論的一元論・無神論の立場から自殺を擁護する。先に見たヒュームのそれと同じ立場である。ヘッケルは自己決定による自殺を「自己救済」としてとらえ、さらに安楽死の正当化へと論を進める。

産業革命後の工業化によって、ストレスの多い社会となり、精神疾患者が増大していく傾向に、ヘッケルは強い危機感を抱く。「神経衰弱や神経症」という現代の文明病が現れ、そのなかにはまったく治癒不能で、名状しがたい苦痛のもとで確実に死が訪れるのを待つ状況があると指摘し、安楽死の問題を提起する。

このように惨めで貧しい者たちの多くは、害悪からの解放を渇望し、彼らの苦痛に満ちた生命の終わりがもたらされることをこいねがう。ここに次の重要な問いが頭をもたげる。われわれは同情する人間として、彼らの願いを実現し、苦痛なき死によって彼らの苦悩を短縮することが正当化されないのだろうか？

(『生命の不可思議』)

ヘッケルは、同胞を安楽死させることは権利であるとともに義務でもあると主張している。

もしもわれわれの同胞が重い病気にかかり、回復の望みがなく、その生存が耐えられなくなり、彼らが自らわれわれに「この害悪からの解放」を願い出た時には、同胞の重い苦しみを終わらせる権利をわれわれは持っている。それはわれわれの義務でもあろう。

（『生命の不可思議』）

さらに、安楽死の対象者の決定について、具体的に踏み込んだ提案までしている。

もしもまったく治る見込みのない者に対して一服のモルヒネを投与することによって、彼らを名状しがたい苦悩から解放することを人々が最終的に決断しようとしたならば、どれだけ多くの苦痛と損失を省くことができたであろうか。

もちろんこのような同情と理性に基づく行為が、一人の医師の好みや気分に委ねられてはならない。信頼できる良心的な医師の委員会の決定に従ってなされなければならない。

（『生命の不可思議』、以上著者訳）

誰を「安楽死」させるかを医師の委員会で決定する。この決定方式の提案は、のちにナチス政権が障害者安楽死作戦のなかで実際に採用する方法である（二〇一頁）。

ヘッケルは進化論の生物学者として、不治の病者に対する安楽死を初めて明確に主張した先駆者であった。

トマス・ヘンリー・ハクスリー

トマス・ヘンリー・ハクスリー（一八二五〜九五）は、イギリスの生物学者である。「ダーウィンの番犬（ブルドッグ）」と呼ばれるほどに、ダーウィンの進化論を擁護したことで知られる。

ハクスリーは、『進化と倫理』と題された講演（一八九三年）と著作（一八九四年）のなかで、優生学的な断種政策や障害者安楽死作戦を予言するかのような洞察を行っている。

ハクスリーは、自然と人為を、「宇宙過程」と「園芸過程」という対比軸でとらえる。宇宙過程には生存闘争という競争原理が働いている。これに対して、人間の文明世界は宇宙という大自然のなかの庭である。そこでは、庭師がたえず手入れをすることによって、生存闘争を排除する。人間社会は庭園技術によって管理され、庭師が描く理想の形の庭園をめざしている。

ハクスリーはこの「庭作りのアナロジー」によって植民地の建設を説明する。そのうえで人口が限界にまで達すると、余剰人口を何らかの形で処理せざるをえなくなり、安楽死の問題が発生するとし、次のように述べている。

統治者は庭師と同様に、このもっとも重大な難局に対して、余剰人口の組織的な根絶や排除で立ち向かうであろう。絶望的な病人や老衰した者、心身の虚弱な者、あるいは奇形のある者、過剰な乳児が、ちょうど不完全な植物や余分な植物が庭師によって抜き取られたり、不要な家畜が畜産家によって屠殺されたりするのと同じように、取り除かれることになろう。統治者の目的に一番かなうような子孫をつくるために慎重に縁組みされた強くて健康な者だけが、一族の存続を許されることになろう。

（『進化と倫理』小林傳司他訳）

こうした優生学的な政策をハクスリーは三つの理由から厳しく批判する。

第一に、これを実行するためには専制政府に途方もない残忍さが求められる。第二に、人々を選別する際に、何が有益かを示すことなどとうてい不可能である。これについて、さらに以下のように述べている。

目の前に一四歳にもならない少年少女を数百人並べて、この子は国家に有用なる人材であることは確かであるから残すべし、この子は愚かで怠惰で有害であること間違いないからクロロホルムで殺すべし、などと選別できるとはとうてい思えない。市民の良し悪しといった特質を見抜くのは、子犬や牛を選別するのとは比較にならないほど難しい。

（『進化と倫理』小林傳司訳）

優生学的政策を批判する第三の理由は、統治者の独断的な理想にそった社会の完全化は、人間社会の特長である人と人との絆をバラバラに解体してしまう危険性があるからだという。これは、人間の「最も高貴な部分が傷つくこと」になるというダーウィンが抱いた懸念と同じである。

社会ダーウィニズムの展開のなかで登場してくる優生学とその政策的実行に対して、ハクスリーは、先駆的な批判をしている。二〇世紀初めに優生思想が政策的に実行される時代を予見するかのような指摘であった(内井惣七『進化論と倫理』)。

フリードリヒ・ヴィルヘルム・ニーチェ

ドイツの哲学者で名高いフリードリヒ・ニーチェ(一八四四~一九〇〇)は、『ツァラトゥストラかく語りき』(一八八三~八五年)の「自由な死について」のなかで、「緩慢な死」に対して「すみやかな死」を対置し、「死ぬべきときに死ね」という教えを推奨している。「緩慢な死」とは、病苦を抱えながらしだいに死に近づいて行き、最期を迎える死に方である。現代では「自然死」とも呼ばれているものである。これをニーチェは惨めと感じて、この状況を一変させる「嵐」の到来を期待している。

あまりに多くの者が生きながらえて、あまりに長くその枝にしがみついている。腐ったもの、虫喰いのものを、みな枝から振り落とす嵐が来ればよい。

　すみやかな死を勧める説教者が来ればよいのだ。それこそわたしが語った嵐であり、生《いのち》の木を揺さぶるだろう。しかし、わたしの耳に入ってくるのは、緩慢な死、あらゆる「地上のもの」への忍耐を説く者の声ばかりだ。


（『ツァラトゥストラかく語りき』佐々木中訳）


嵐によって、腐った果実や虫喰い状態の果実がきれいさっぱりと枝から振り落とされるイメージで、不治の病者などが一掃されることを語っている。

ツァラトゥストラが襲来を期待する「嵐」とは、「すみやかな死を勧める説教者」である。これは、神から授けられた命を全うすることを説き自殺を罪とするキリスト教の説教者に真っ向から対立する。すでに腐りかけているのに、なおも「枝にしがみついている」者、「あまりに多くの者」（過剰な人口）を、このようなイメージで処分することを主張している。

時機を逃さない「時をえた死」には、自殺や安楽死も含まれる。「すみやかな死を勧める説教者」は、前年に刊行される『晴れやかな知』（一八八二年）の「聖なる残酷」という節では、嬰児《えいじ》殺しを勧める聖者となって登場する。さらに一八八八年、『偶像の黄昏《たそがれ》』の「医師のための道徳」というタイトルを付された節では、「時をえた死」という考えがいっそう先鋭化する。「医師のための道徳」という表題をそのまま受け取れば、この節はニーチェが語った医療倫理とも言える。それはこう始まる。

病者は社会の寄生虫である。ある種の社会においては、長生きすることは礼儀に反することである。生きることの意味、生きることの権利が失われてしまったのちにも、いくじなく医師や治療に頼って、無気力に生きながらえるのは、世間のなかで自分への深い軽蔑を招くにちがいない。医師はこうした軽蔑を〔患者に〕仲介する者でなければならない。

（『偶像の黄昏《たそがれ》』原佑訳）

病気で弱っていき「誇らかに生きることがもはやできないときには、誇らかに死ぬこと。自発的に選びとられた死、明るく悦ばしく、子供や立会人のただなかでとげられた時をえた死」。そのような美しい死を与えてやることが医師の「新たな責任」になる、とニーチェはいう。

ニーチェはここで「自然死」の意味を逆転させてみせる。「人は、おのれ自身による以外には、けっして誰によっても破滅することはない」。自分自身によらない「自然死」は「最も軽蔑すべき条件のもとでの死であり、不自由な死、時をえない死〔しかるべきときに自分で選ばない死〕、臆病者の死」であり、これこそ「不自然」死であるという。

私たちは、生まれることを自ら妨げることはできない。しかし私たちはこの過失——なぜなら生まれることはときどき一つの過失であるから——を改めることはできる。おのれを除去するなら、人はありうるうちの最も尊敬に値することをなしたことになる。そのことで人はほとんど生きるに値するほどである。

（『偶像の黄昏』原佑訳）

人の誕生は男と女の「過失」から始まることがある。「過失」でなくても、人は自ら選ぶことなく一方的に産み落とされる。つまり、誕生は自己決定できない。最期に、生を自ら放棄する（自死する）ことによって、人は「最も尊敬に値することをなし」、「生きるに値する」ことになる。

ニーチェはこのように述べ、「自然死」こそ「不自然死」だと逆説的にとらえたうえで、自死を推奨する。死を自己決定することによって、人間は「生きるに値する」と言っている。

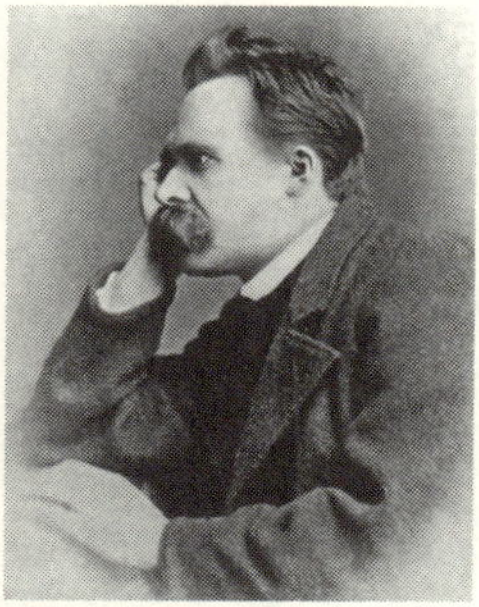

フリードリヒ・W・ニーチェ

ニーチェのこうした思想はのちにナチスが利用する。ニーチェの哲学とナチズムとは本来結びつきようのないものであるが、ニーチェの哲学を国粋主義的な「力への意志」の教説へと歪める解釈が広がっていた。ニーチェの妹のエリーザベトはこの国粋主義的なニーチェ像に利用価値を認め、それを国家社会主義を支持するものとしてナチス政権に売り込む。

エリーザベトは一八九四年、ナウムブルグにある晩年のニーチェと母が住む住宅にニーチェ資料館を開設し、九七年にそれをワイマールに移転する。ヒトラーは何度もワイマールのニーチェ資料館を訪れ、財政的支援も惜しまなかった。

ニーチェがナチス時代に生きていたとしても、ナチスを支持したとはとても考えられないが、ニーチェの過激な言葉はナチスにとっては利用価値のあるものだった。

ニーチェ自身は、生きるに値しない命の抹殺を明確に要求したわけではない。だが、弱者と社会についての彼の反ヒューマニズム的発言は、ヘッケルや次に取り上げるティレ、さらにはドイツの「民族衛生学者」(アルフレート・プレッツら)とともに、ナチスによる「障害者安楽死作戦」のための基盤を準備する。

アレクサンダー・ティレ

『ダーウィンからニーチェまで』というドイツ語の書が一八九五年に刊行されている(未邦訳)。先述したハクスリーの『進化と倫理』刊行の翌年のことである。著者はアレクサンダー・ティレ(一八六六~一九一二)。日本ではほとんど取り上げられたことがない人物である。

ティレはドイツのプロテスタントの家庭に生まれた。ライプチッヒ大学でドイツとイギリスの文献学ならびに哲学を学んだ。一八九〇年に博士号を取得後、イギリスのグラスゴー大

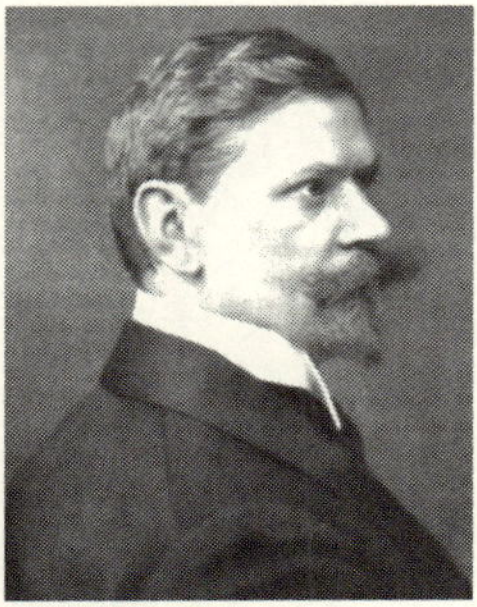
アレクサンダー・ティレ

学でドイツ文学の講師に就任。グラスゴー時代には、ラジカルな社会ダーウィニズムの書を二冊著している。一冊目は「ある社会ダーウィニスト著」という匿名の『国民の奉仕』（一八九三年）である。二冊目は実名で公表した『ダーウィンからニーチェまで——進化倫理学についての一書』である。

　ドイツとイギリスの文献に詳しいティレは、イギリスで大学教師を務めた経験を持ったため、両国でそれぞれ発展した進化論と優生学をめぐる議論を結びつけて論じることができた。『ダーウィンからニーチェまで』もグラスゴーで執筆したようである。本書は独英両国でのこの分野の思想の相互影響関係を見るうえで参考になるが、思想史を中立的に扱った書ではない。優生思想の立場を鮮明にして、ヒューマニズム的な倫理を激しく攻撃し、「進化の倫理学」がそれにとってかわるべきだと主張する。

　すべての人間は神の子であり神の前には平等であるという教えから、最終的にヒューマニズムと社会主義の理想が成長した。すべての人間は等しい生存権と等しい生存価値を持つというこの理想は、一八世紀と一九世紀の行動にきわめて本質的な影響を与えた。〔しかし〕この理想は進化論と合致しない。進化論はこの理想と手を切らざるをえない。……

進化論という基盤に完全によって立つ倫理学は、……最高の意味で進化の倫理学、発展の倫理学である。

彼は攻撃の照準を、「すべての人間は神の前には平等である」という「キリスト教的ヒューマニズム」と、その発展型である民主主義や社会主義に合わせている。

次に、とくにダーウィンとハクスリーの思想的立場をどうとらえているかを、それぞれ見てみよう。まずダーウィンである。先述したように、優生思想に対して両義的な態度を持っていたダーウィンに対してティレは「中途半端」だと批判する。

ダーウィンは、自身によって創設された進化論が世界観全般に、その理論面と倫理面において、完全な激変をもたらすに違いないということをはっきりわかっていた。……『種の起源』(一八五九年)では、まったく避けていたけれども、『人間の由来』(一八七一年)では、この点がいっそうはっきり現れてくる。……けれども、この最もラジカルな書においても、彼は最後の言葉をけっして言わなかった。

その「最後の言葉」とは、過去の人類史ではなく、現在の人間界に自然淘汰を適用して、人間精神の向上を図るということである。それに踏み出せなかったダーウィンに対して、ティレはもどかしさを感じていた。

次にハクスリーが批判の俎上《そじょう》にのせられる。ティレによれば、ハクスリーは、進化生物学が発見した自然科学的事実と時代的・政治的・社会的確信を関係づけた人ではある。しかし、ハクスリーはヒューマニズムと隣人道徳に依拠していたため、自然淘汰の根本法則を社会倫理学にまで適用しなかった。

ティレはハクスリーをこう批判する。ハクスリーは「倫理的なものの本質は自然法則に対する反抗に存する」とした結果、あなたの隣人を愛しなさいという「ヒューマンな民主主義的な隣人道徳」を保持したままである。進化論を倫理学に適用したように見えながら、「旧来の道徳を自然科学的に書き換えているだけだ」と。

さらに、ティレは、旧来のヒューマニズム的な隣人道徳がもたらしたものとして、医療とケアを例示する。

治療医学は現に病んでいる大量の人間を持続的に増やしていく。……隣人道徳は病者と弱者に対する基本的なケアと福祉によって、世界における悲惨さの程度を際限なく高めている。……自然のなかでは、すべての病者と弱者が、死に絶えて子孫をひとりも残さないという自然的な傾向にあるのに、隣人道徳は惨めな者たちに繁殖を保障し、世界における不幸を、世代を追うごとに高めている。

病者の生命を救う医学と社会福祉政策を、世の中の不幸を増大させているだけだと非難している。ティレはさらに具体的な社会政策も提案する。


弱者や不幸なものや余計なものたちの直接的な絶滅は、私の知るところでは、真面目な人間から提案されたことはまだなかった。しかし、間接的な絶滅は可能ではないのか。われわれの社会保障や医療は死にかけている何千という命の灯火を支えている。このような人間たちから確実な死を奪っている社会は、彼らに対して、結婚しないように義務づけ、少なくとも合法的な結婚を控えさせる権利を持つべきではないのか。ところが今日の治療医学は世界中の病気と悲惨を増大させている。病者と弱者に対して彼らが子孫を持つことを許しているものは、科学とその担い手の責任である。あるいは、むしろ病者と彼らが生きている社会の良心のなさの責任である。（以上著者訳）

優しさが病者と弱者を増やし、不幸を高めている。彼らの絶滅を許し、人類の質を向上させることこそを、政策の目標にすえるべきだとティレは提言している。

先に見たように、ハクスリーは優生学的思想に対する批判の点で先駆的であった。ティレはそこを見逃さず、ハクスリー批判に力を入れた。ティレは有能な者だけが生き延びるようにすれば、有能な者だけが増えるはずだと考えていた。

アドルフ・ヨスト

一八九五年には、もう一つ興味深い書が刊行されている。オーストリアの心理学者アドルフ・ヨスト（一八七四〜一九〇八）の『死への権利』（未邦訳）である。

ヨストはオーストリアのグラーツで生まれ、ドイツのゲッチンゲン大学で哲学、数学、物理学を専攻し、記憶の心理学を研究した。卒業後、ジャーナリストとして活動しようとしてベルリンへ行くが、そこでパラノイア（妄想）の徴候が出て、精神科病院に入院した。不治の病気と診断され、故郷のグラーツにもどった。最後は、西プロイセンのゾーラウの精神科病院で三四年の生涯を閉じた。剖検の結果、直接の死因は髄膜炎と伝えられている。

『死への権利』はヨストが二〇歳か二一歳の学生のときに刊行された。広く知られることはなかったが、ここには、一九世紀末の時代の論点がほとんど出そろっている。ヒュームの自殺論やニーチェの哲学、さらに功利主義にも言及されているからだ。

『死への権利』は、「生きるに値しない生命」の絶滅という思想を先駆的に提起し、啓蒙主義時代の自殺正当化論が、非自発的な安楽死（死の強制、殺害）の正当化へと転回する始まりに位置する。後で述べるビンディングとホッへの Die Freigabe der Vernichtung lebensunwerten Lebens（『生きるに値しない命の撲滅の解禁』、一九二〇年）も、核心的な点で、この書を引用している。ナチスによる障害者安楽死作戦（二〇一頁以下）へとつながる思想がヨストの『死への権利』に初めて現れている。

『死への権利』は、まずヒュームの「自殺について」を前提にしている。不治の病者の扱いについては、一八世紀にヒュームが、そのような人には自殺が許されると説いたが、それ以降、少しも進歩していない。それどころか、一八世紀の思想的次元より後退しているとヨストは嘆く。この次元をさらに前進させるために、ヨストは不治の病者の「死への権利」を論拠にして、不治の病者の殺害までを正当化しようとする。それを、功利主義の観点からの「生命の価値」論で基礎づけようとしている。

ヨストが本書を書いた動機は、精神病院の「悲惨な」光景にショックを受けたことにあるようだ。「精神病院に収容されている人たちは死への権利を持っていないのか？　人間社会はこの人たちに、できるだけ苦痛のない死を与える義務を持たないのか？」と問うている。

ヨストが問うのは、個人は死への権利を持つかという一般論ではない。個人の死が、その本人にとってだけではなく、社会全体にとっても望ましい価値がある場合はあるのか、つまり、個人と社会全体という二つの観点から新しい問いかけを行っている。この問題提起は、ビンディングとホッヘが彼らの書のなかで引用し、のちの論争に大きな影響を与える。

社会的利益からの判断

ヨストの立場は、あるものの価値は人間の喜びと苦との関係で決まるという功利主義である。苦を遠ざけ快をもたらすものが価値あるものである。人間の生命の価値は、①本人にとっての価値（喜びと苦の総計）と、②同胞に対して示せる効用と害の総計という二面を持つ。では、①と②の二つの要素がともにマイナスになる場合はあるのか。つまり、ある一人の人間が生き続けることが、本人自身にとっても、彼の同胞にとっても望ましくないような場合はあるのかという問いになる。

不治の病者は、まず物質的に多くのもの、モノ、カネ（栄養・食料、医薬品、介護スタッフの労働力）を浪費している。精神的にも害を及ぼす。とくに、精神障害者はまわりの人の気分を滅入らせ暗くさせる点で社会に悪影響をもたらしている。精神障害者は役立たず（無用）で、最高度に苦に満ち溢《あふ》れているとさえいう。

「数学的にいえば、人間の命の価値がマイナスになる場合が実際にあることは疑いない」。それゆえ、不治の病者の「いのちの価値」は、「社会のエゴイズムから」否定することが許されると結論づける。

もう治る見込みがなく苦痛に苛まれている人は、死を救済者として願っている。にもかかわらず、医学の教授は、たとえ病気が重篤でも、生命を終結させることはけっして許されないという。一見正当に見えるこうした考え方はこの先も衰えないだろうが、「しかし、この考えはもろい」として、次のように批判する。

患者は、ごくまれに回復するだけで、圧倒的に多くの者は死亡する。多くの不治の病者が死まで耐えなければならない無駄な苦悩、そして、そのことが他者に及ぼす苦労と危険が一方にあり、他方、ごくまれに回復するわずかな患者の生命がある。

例えば、一〇〇〇人のうち、わずかに一人のみが回復し、九九九人が長い間、苦痛を抱えながら生き続け、そして死ぬと想定してみよう。回復する一人と、苦しみながら死んでいく九九九人のどちらを優先的に考慮すべきか。「自己本位的な社会」の観点に立って見れば、九九九人が何を消費し何を害するか、そして、回復する人が何を生産するかが問題となる。回復せずに死に逝く人が臨終までに消費する食糧や介護費など、そして感染源となってまわりに病気を伝染させる身体的な感染や、近くにいる人の気分を滅入らせる「精神的な感染」がもたらす損失を合計し、それに九九九を掛ける。これが不治の九九九人が社会に与える影響の総計だ。

他方、奇跡的に回復した一人は、寿命が延びたことで、社会にどれだけの役に立つというのか。九九九人の長患いがもたらす損害と、一人の延命者がもたらす利益との比較衡量《こうりょう》は明らかであろう。治癒率がもっと悪い疾患のケースでは、損害と利益の差はさらに拡大し、「死への権利」の承認に基づく改革の必要性はもっと高まるだろう。――このようにコストは見積もる。

これは社会的利益の観点からの露骨な損得計算であるが、現代日本における医療費増大と医療改革をめぐる議論を髣髴《ほうふつ》とさせるものがある。

国家による殺害の容認

さらに、人間の生命の無条件の保持を命じる「生命の神聖性」の原理に対してヨストは、国家の利害と病者の利害とが一致することをあげて反対する。がんなどの場合は、生死の決定を本人の自己決定に委ねるが、とくに不治の精神の病になった場合には、国家の利害と当の個人の利害は一致するはずであるから、国家が決定する。このように国家の利害と本人の利害は一致するはずだと決めつけたうえで、精神障害者を殺害する権利は国家にあると主張する。これは次に取り上げるビンディングとホッへの『生きるに値しない命の撲滅の解禁』を上回る露骨な提案である。

ヨストは「死への権利」の具体的な実践の問題も論じている。身体的または精神的な疾患が不治である病者が「死への権利」を自殺という形で実践しようとしても、重篤となった場合、自力では自殺できない状況に陥る。「死への権利」をさらに一歩前に進めないと、この改革の思想全体は実を結ばないままに終わる。

「この場合、社会と国家の側から死への権利を明確に承認することのみが助けとなる」とヨストはいう。それゆえ「改革は、不治の病者を合法的に殺害する可能性をわれわれに与えなければならないであろう」。ヨストはこう述べて、医師が致死薬を注射して患者を迅速に殺害することを、状況によって認めるべきだとしている。さらに、このような意味での大胆な「人類の倫理的向上」をめざす改革者たらんとする意気込みを、巻末でこう語っている。

すべての人間は死ななければならない。この事実をわれわれはいささかも変えることはできない。けれども、どのように死ななければならないかを変えることはできる。これを変革することがわれわれの義務である。死を眠りに似たものにすること、これがこの分野の社会的変革の課題だ。この可能性をもたらすものこそ、死への権利である。……「死への権利は健康な生の基盤である」。人間には、不健康で有害で自身の負担になるような要素が生じざるをえない。われわれがもつ死への権利は、これらの要素の放水路であるのに、人はこの水路を不当にも塞《ふさ》いだ。

さらに言えば、われわれがここに導入した闘いは、硬直した不毛の道徳の諸原理に対する人間の関与と同情の闘いである。この種の闘いが勝利することは同時に、人類の倫理的向上を意味し、道徳と隣人愛が同一であるという認識の進歩を意味する。それゆえ、われわれはより良い、より幸福な未来の到来を期待している。（著者訳）

ティレの『ダーウィンからニーチェまで』とヨストの『死への権利』はともに一八九五年

の刊行である。両者は優生思想と反ヒューマニズムを共有している。しかしながら、ティレが思想史として論じたのに対して、ヨストは不治の病で弱った人や精神的な障害を抱えている人を、社会的利益の観点から国家が合法的に殺害するという政策提言にまで踏み込む。

血気盛んな二〇歳《はたち》の学生が「死への権利」というスローガンを掲げて、道徳の改革者、人類文明の騎士として一書を刊行していた。ヨストの書は「死への権利」という書名を持つ歴史上最初の本であったと思われるが、そこには、非自発的な安楽死（「生きるに値しない命」の抹殺）の主張も込められていた。それが、やがて歴史の現実となるのである。

ビンディングとホッへ

ヨストの『死への権利』から四半世紀を経た一九二〇年、カール・ビンディングとアルフレート・ホッへによる共著『生きるに値しない命の撲滅の解禁』が刊行される。本書は二部構成で、「第Ⅰ部　法学的論述」を法学者のカール・ビンディング（一八四一〜一九二〇）が、「第Ⅱ部　医師による論評」を精神科医のアルフレート・ホッへ（一八六五〜一九四三）が執筆した。ともにドイツ人である。

この書は障害者安楽死作戦の基本思想が語られている作品として有名である。安楽死に関わる観点に絞って論じる。

本書の構成は次のようになっている。

第Ⅰ部　法学的論述
第1章　自殺についての現在の法的性格
第2章　正しい限度内での安楽死の純粋な実行には特別な解禁は不要
第3章　解禁のさらなる拡張
第4章　殺害という犯罪を特別に不可罰とする理由を第三者の殺害の解禁の理由にまで引き上げられるか
第Ⅱ部　医師による論評
（著者訳）

第Ⅰ部を執筆したビンディングは、ドイツ帝国最高裁判所長官まで務め、刑法学の権威でもあった。彼はこの書の印刷中に死亡し、刊行を見届けることができなかった。彼がまさに人生の最後に発した問いは、「人々が臆病にも避けてきた」次の問いであった。

生命を終結させる行為が許されるのは、〔正当防衛などの〕緊急避難をのぞけば、本人の自殺に限定されるべきか、それとも、同胞の殺害へと法的に拡大されるべきか、そして、どの程度の範囲にまで拡大されるべきか。

（森下直貴・佐野誠訳）

ビンディングは自殺の権利を、他者の殺害にまで法的に拡大できるかを問うている。この問いを立てる際に、ヨストの書を引用している。おそらくビンディングは、非自発的な安楽死のタブーを破った二〇歳の学生の書に励まされたのであろう。

ビンディングはまず第1章で、自殺はキリスト教会によって長い間否認されてきたけれども、「自らの生を終わらせる自由」（自殺の自由）は承認できるはずだという。彼は法実証主義の立場から、現行法（ワイマール共和国時）における自殺のとらえ方を検討し、次の結論を導く。自殺は合法でも不法でもない。ただ法的に禁止できない行為である。その理由は、「法では、いのちある人を自らの生存とそのスタイルに対する主権者とみなす以外にないからだ」という。すなわち、人間は自らのいのちの主権者だという考えである。これはヒュームが明確にした思想であり、第二次世界大戦後の現在も強調される思想である。

第2章では、臨死患者の生命短縮は現行法でも認められていることを述べる。「死が確実でしかも間近に迫っている場合」、例えば、痛みに苦しむ重症の舌がんの患者に大量のモルヒネを注射して死期を早めることは、「死の原因を単に変更することであって、本当に純粋な治療行為」であり、まったく問題ないという。

ビンディングは「死が切迫した状況」でのこの行為を「純粋な安楽死」と呼ぶ。こうした場合、患者は意識がない状況がほとんどなので、「本人の同意はまったく問題にならない」。それゆえ、「第三者の側からするこの行為の幇助と決定はまったく禁じられていない」と法的に結論づけている。

ただし、ビンディングは「純粋な安楽死」として容認できる場合を「死が切迫した状況」に限定している。末期ではない患者の生命終結は、法が改定されて解禁されなければ、認められないことを確認している。

価値を失った人間の生命をどうするか

第3章以降、ビンディングは自殺や「純粋な安楽死」だけではなく、「同胞〔他者〕の殺害」にも解禁を拡大すべきだとの論を展開し、第4章の初めで、こう問いかける。

延命しても、本人にとっても社会にとっても、あらゆる価値を永遠に失ってしまったような人間の生命というものはあるだろうか?

ビンディングはここに付した注で、「ヨストは問題がこのように立てられるべきことをまったく正当にも認識していた」と述べ、この問いがヨストの『死への権利』に由来することを示している。さらに、ヨストのこの書は「法的に有益でしかも理想に燃えて書かれている」と評価している。帝国最高裁判所長官まで務めた法学の権威が、法学専攻でもない二〇歳の学生の著書に敬意を払いながら参照指示しているのである。

これまであまり注目されてこなかったヨストの書は、この時代の論争のなかで重要な位置を占めていた。

ビンディングはこの問いについて、次の三つのグループに分けて考察する。

①疾病または重傷ゆえに助かる見込みのない絶望的な状態にあって、自分が置かれた状況を完全に理解したうえで、そこからの救済を切に望んでおり、かつまた、なんらかの承認された方法でその望みをすでに明示している人。
②治癒不能な知的障害者（生まれつきの、または後天的な障害を含む）。
③両者の中間。本来、判断力がある人が植物状態などになった場合など。

①不治の病者や瀕死の重傷を負った人が死を要請する場合、そう要請した者を殺害することを解禁できない理由はまったくない。法を改定して、こうした殺害を解禁することは、「法律上の同情義務」だとビンディングはいう。これはいわゆる「自発的安楽死」にあたる。現在オランダなどで合法化されている安楽死はこれに該当するだろう。

②の「治癒不能な知的障害者」に対して、ビンディングは、彼らが家族と社会にとって「とてつもない重荷になっている」という社会的コスト、国家財政の無駄という功利主義的理由をあげている。

ビンディングは第一次世界大戦におけるドイツの敗北のトラウマを抱えながら、戦場の露と消えた多くの有能な若者たちと、施設でケアを受けている障害者たちを対比し、後者のケアに対して口汚いののしりを浴びせている。そのうえで、「そのような人々の殺害を解禁して」「殺害によって救済してあげることは、おそらく行政の公的な義務となる」と述べている。のちのヒトラー政権による障害者安楽死作戦は、この主張を実践したことになる。

③の中間グループには、もともと判断力のある人が重傷を負って意識がなくなった場合や、昏睡状態から目覚めたとしても名状しがたい悲惨な状態が予想される場合などが考えられる。この場合は、殺害の是非を一律に扱うことはできず、ケースバイケースである。殺害されることへの明確な同意がなく、意識もない状態の患者については、患者本人の意思の推定は慎重に行う必要があるとする。これは治療中止をめぐる議論である。

本書の第II部の執筆者ホッヘは、精神科の医師として、第I部の「法学的論述」を医師の立場からコメントしている。精神科医である彼が最も関心を寄せるのはビンディングがあげた②の治癒不能な知的障害者のグループで、数としても圧倒的に多かった。

「このグループの生を存続させることは、社会にとっても、本人自身にとっても、いかなる価値もない」とホッヘもまた断言する。このグループには、「何とも莫大な財が、食品や衣服や暖房として国民財産から非生産的な目的のために費やされる」。それゆえ、「いつの日か機が熟して」、このグループの排除が解禁されることをホッヘは期待している。

ビンディングとホッヘの書が一九二〇年に刊行されてから、医師や法学者の間で要請に基づく死の解禁、および生きるに値しない命の殺害をめぐって、激しい論争が始まった。しかし法の改定にまでは至らなかった。

だが、ヒトラーが政権を掌握後、障害者安楽死作戦（T４作戦）が実施される。ビンディングとホッヘでさえもナチスによるT４作戦を必ずしも予想していなかった。ナチスは二人の主張をはるかに超える激越なやり方で、障害者の排除を実施した。現にホッヘは障害者安楽死作戦に反対だった（『戦争・ナチズム・教会』）。

T４作戦と遅すぎた謝罪

T４作戦とは、一九三九年一〇月から四一年八月にかけてナチス・ドイツが行った障害者の安楽死である（「T４」とは、作戦本部が置かれたベルリンのティアガルテンシュトラーセ４番地に由来）。医療を専門とする審査員団が精神障害や知的障害を持つ患者が「生きるに値する」か「生きるに値しない」か、つまり死ぬべきかを勧告し、最終的な決定権限を持つ三人の上級鑑定家が再検討し、決定した。誰を「安楽死」させるかを医師の委員会で決定するというヘッケルのアイデアがここで現実のものとなる。

ナチスの公式記録で七万数千人。実際は二五万人以上と言われている。秘密裏に遂行するはずだったが、多くの精神病院などで入所者がほとんどいなくなる事態が生じ、国民の知るところとなり批判を受け、ヒトラーは一九四一年八月に作戦の停止を命令した。だが、作戦停止後も、障害者の大量殺戮《さつりく》は医師や看護師の手によってさまざまな方法で継続された。作戦本部がないところで無秩序に行われたため、「野生化した安楽死」と呼ばれる。これは一九四五年の終戦まで続いた。その総数も正確にはわからないが、最大で四六万人という説もある（『障害者の安楽死計画とホロコースト』）。

T4作戦と「野生化した安楽死」は、これまで見てきた優生思想、社会ダーウィニズム、ドイツ民族衛生学の極限形態である。

戦後のドイツはユダヤ人の大量虐殺などの非人道的な戦争犯罪と向き合ってきたというイメージが強いが、ドイツの精神医学会は長い間、障害者安楽死作戦から目をそむけてきた。ドイツ精神医学精神療法神経学会は二〇一〇年一一月ベルリンでの年次総会のなかで、T4作戦による犠牲者に対する追悼式典を開いた。そこで、フランク・シュナイダー会長が過去の精神科医たちの犯した過ちを初めて認め、戦後もその事実から目をそむけ隠蔽し続けたことを、犠牲者とその家族に謝罪した。

この「あまりに遅きに失した」謝罪の末尾で会長は、「われわれ精神科医は人間に対する価値評価に陥ってはならない」と述べる。さらに、それは着床前診断や安楽死のようにあまりにも性急に人間の価値や無価値を論じようとする現在の医療倫理学的な討論にもあてはまると述べている（「ナチ時代の精神医学―回想と責任」岩井一正訳）。これはフーフェラントがすでに一九世紀の初めに述べた警告であった（一五九頁）。「障害者の殺害」という最悪の形が「安楽死」として展開されたために、とりわけドイツでは、戦後「安楽死 Euthanasie《オイタナジー》」という言葉はタブーになった。今日でもこの言葉は避けられ、代わりに「臨死介助 Sterbehilfe《シュテレベヒルへ》」という言葉が使われる。「死に逝くこと」を「助ける helfen《ヘルフェン》」という意味である。

3　自己決定権の時代――自死の権利は基本的人権か

集中治療技術の発展

一九五〇年代、六〇年代から集中治療の技術が発展する。人工呼吸器の先駆けとなる「鉄の肺」はすでに一九二九年に発明されていたが、五〇年代以降、アドレナリンの投与や心臓マッサージなど救命救急や集中治療の技術が著しく進歩した。一昔前ならそのまま命を落としていた患者が新たな技術により蘇生し、延命することが可能になった。それは新たな福音であった。と同時に、新しい倫理問題をもたらすことにもなる。

一命は取りとめたが、脳に重大な障害が残り、回復の見込みがない状態になると、このような「生の質」（ＱＯＬ）はどうなのかなどが倫理問題として提起される。その一つとして、集中治療のなかで、治療中止をめぐる論争が展開される。生命の尊重を基本原則とするキリスト教界でも、教皇ピウス12世（在位一九三九～五八）が、状況によっては心臓死の前に人工呼吸器を取り外すこともありうるとの見解を発表した（『安楽死と宗教――カトリック倫理の現状』）。

生命維持措置の中止だけではなく、さらに、安楽死や自殺介助を求める運動も始まった。イギリスや米国ではすでに一九三〇年代から安楽死協会が設立され、安楽死の合法化を求める運動が展開された。大陸ヨーロッパでは、一九七三年にオランダで起こったポストマ事件が一つの契機になった。この事件とその後の展開については第1章ですでに触れた。

安楽死についてトラウマを抱える隣国ドイツでも、このころからジャーナリズムなどが安楽死を取り上げ、議論がタブーではなくなってきた。

自己決定権を根拠とする安楽死肯定論

ナチス・ドイツが行った障害者安楽死作戦は、本人の意思を無視した非自発的安楽死または反自発的安楽死であり、殺害行為そのものであった。

これに対して、戦後の安楽死合法化運動は、非／反自発的安楽死を非難しながら、自己決定に基づく死の選択の正当性を根拠に、自己決定権としての安楽死を主張する。これが今日に至る論調である。日本で自己決定権としての安楽死を明確に打ち出した法学者、福田雅章（刑法学、刑事政策）の論を取り上げてみよう。

福田は、現代の安楽死論は、人道論に基づく伝統的な安楽死正当化論から質的に変化しているとみる。激烈な肉体的苦痛をともなった余命いくばくもない傷病者からせめて苦痛だけでも除去してやりたいという「人間的同情」が、伝統的な安楽死正当化論の本質であった。

これに対して、「今日優勢になっている個人主義倫理の立場から」、将来、自律的生存の可能性が確実になくなるときには、「死ぬ自由が容認されるべきだ」。この意味で主張される積極的安楽死は、「激しい肉体的苦痛からの解放というよりは、死んでゆく本人の自己決定権にもとづく『生』の選択の問題だということになる。ここに伝統的な安楽死論からの質的な変化がある」と福田はとらえる（「権利としての安楽死論」）。

福田は、安楽死の正当化の根拠を、やむにやまれぬ事情による違法性の阻却に求めるのではない。「自己の生命に対する処分権（いわゆる「死ぬ権利」）」に求め、「安楽死を自殺権の行使の一態様として正当化しようとする」。それゆえ、自殺幇助や嘱託殺人に対して刑罰を科している刑法二〇二条は、国家によるパターナリスティックな、つまり保護・支配の立場から弱い立場にある者への干渉だと批判する。むしろ、国家は「本人自身の利益のために干渉を排除しなければならず、本人は自らの選ぶところに従っていかに生き続けるか（その反射としての死）を決定する自由が保障されるに至る」としている。

福田は、「死に逝く者の、生命の質および生命の処分に対する自己決定権の行使」として、「人権としての死ぬ権利」を一定の状況下で是認する。その自己決定権の日本における法的根拠を日本国憲法の「個人の尊厳」に求め、さらにその思想的根拠をジョン・スチュアート・ミルの自由論に求めている。

自己決定権（自律権）は、憲法の至上の価値である個人の尊厳の内実の中核をなすものである。自己決定権の主体であるということこそ人間を人間たらしめているものである。しかも、自己決定権が重要であるということは、それによって善き選択が保障されるからではなくて、自分流のやり方で選択することが保障されるからである。たとえ他人からは馬鹿げた選択に見える場合であってもそれを阻止する方が本人のために善いという理由で強制を加えることはこの独立主体としての地位を否定することになる。

（「安楽死をめぐる二つの論点――安楽死はタブーか」）

自分流のやり方での選択は「たとえ他人からは馬鹿げた選択に見える場合であっても」尊重されなければならない。これはJ・S・ミルの「愚行権」（倫理学者・加藤尚武教授の命名）をふまえている。

さらに、福田はロナルド・ドウォーキンを引いて、「成熟し判断能力を有する人間にとっては、自分流のやり方で人生を経験し、またそれを解釈することができるという点に」「人間であることとの特権」があると述べ、「国家の任務は、かかる自律的生存を、一人ひとりにできるだけ広く、できるだけ平等に保障することにある」と主張する。個人の権利を保障するためにこそ国家はあるというリバータリアニズム（自由至上主義）の立場である。この立場から、刑法二〇二条の定める自殺幇助や嘱託殺人の可罰性も排除する。

福田のこうした議論は、思想史的には、ヒュームの自殺論の流れに連なり、ミルの愚行権、さらにはドウォーキンの自己決定権論によって強化したものとなっている。

あたかも福田の主張を実際に認める形で、二〇一五年にカナダの最高裁判所は、刑法の自殺幇助および同意殺人の全面禁止の規定は憲法違反であるとの決定を下した。この決定を受け、カナダ連邦議会は刑法を改正して安楽死を合法化した（二〇一六年）（七三頁）。これは第2章で触れた通りだ。この経緯を詳しく紹介している憲法学者松井茂記《しげのり》ブリティッシュコロンビア大学教授は、カナダのこの最高裁判決を日本にもあてはめ、日本国憲法も同様に解釈できるとして、次の趣旨の提起をしている。

> 生命は基本的人権である。そこに身体の自由も含まれる。これには病気になったときに、治療を受けるかどうか、どのような治療を受けるかを決定する自由が含まれる。輸血拒否権や治療拒否権も含まれる。

では、死を選ぶ権利は憲法の保護を受ける基本的人権だろうか。憲法一三条の生命の権利は、その裏側として究極的な選択としての死を選ぶ権利、ないし死ぬ権利を行使しているとも考えられる。一般に、自己の私的な事項を自分で自由に決定できる権利としての自己決定権を幸福追求権のなかに認める立場が支配的である。そのなかには、生命および身体の処分に関する自己決定権が含まれている。

もし輸血拒否権や治療拒否権が自己決定権として認められるなら、死を選択する自由も、治療に関する自己決定権に含まれると言えるかもしれない。いつ死ぬか、どのように死ぬのかを自由に決定する権利（死を選択する権利）は憲法一三条の保護する生命、自由および幸福追求に対する権利に含まれると言えるのではなかろうか。

（「自己決定権としての安楽死」から要約）

もし日本でも、刑法の自殺幇助禁止および同意殺人禁止の規定は憲法違反であるとの訴訟が起こされたならば、カナダと同じような経過をたどることになるのだろうか。いずれにしても、福田、松井の自己決定権に基づく安楽死正当化論は、現代の安楽死論の基本的な論調である。

尽きない「すべり坂」への危惧

安楽死を合法化した国々や他のヨーロッパ諸国で安楽死法に反対する人々は、安楽死の合法化はナチス時代のような事態を起こしかねないという理由をあげる。本人の自発的な要望による安楽死から、非自発的な安楽死の強制へのなし崩し的な拡大である。「死ぬ権利」から「死ぬ義務」への転換とも表現される。

「すべり坂」論ともいわれるこの批判は、合法化推進派が合法化反対論のなかで最も気にする点でもある。したがって、安楽死法の運用の評価で、安楽死法支持派が最も重視する評価ポイントの一つである。

オランダの保健研究開発機構の調査委員のアグネス・ヴァン・デル・ハイデ（エラスムス大学メディカルセンター教授）も、来日講演（二〇一二年三月、早稲田大学）のなかで、ヨーロッパ各国での調査をふまえ、社会的に弱い立場の人よりも、高学歴の層に安楽死の件数が多いという結果を報告し、「すべり坂」は生じていないことを強調していた。

しかし、これまでみてきたように、安楽死の思想史のなかで、とりわけ一九世紀末から二〇世紀の初頭にかけて、自発的安楽死と非自発的な安楽死がないまぜになって議論されてきた。

「こんなに苦しいなら、いっそのこと早く死にたい」と思い、自死する。あるいは、「苦しいから死なせてくれ」と懇願する人が身近にいて、それを見るに見かねて、同情し、自死に手を貸す。この両者の距離は心情的にはそう遠くない。さらに、本人は明確な意思表示をしていないが、苦しそうであり、自分だったら、そのような人生は生きるに値しないと思い、死を選ぶだろう、たぶんその人も、きっと死にたいと思っているはずだと考え、一歩踏み出すことも、そう不自然ではない。

オランダで安楽死法を制定した際、このような「一歩踏み出すこと」が起きないよう最大の努力を払ってきたかに見える。そのために厳格な審査手続きを定め、法の厳格な運用に心がけてきたと評価されてきた。

にもかかわらず、第1章で触れたように、二〇一六年の四月に女性医師が認知症の女性を家族に押さえつけさせて、致死薬を注射するという事件が起こった。この女性医師は、認知症女性から安楽死を要請され、こんな状態で生きていても苦しいだけだと確信し同情していたのであろう。安楽死を実行する医師がそのような確信に至ることが、オランダの安楽死法が定める「注意深さの要件」の一つであるからだ。

自発的安楽死と非自発的安楽死はおのずと明解に区別されるというものではない。この両者を厳格に区別して運用していくことには、厳しい規制と大変な努力が必要なのである。このことが思想史のなかからも見えてくるのではないだろうか。

終章　健康とは何か、人間とは何か――求められる新しい定義

第1章で、バウドワイン・シャボットが指摘していたように、オランダで安楽死が許容される要件のうち、患者の苦痛が永続的でかつ耐えがたい、患者の苦境を改善する合理的な解決策がないという条件がしだいに曖昧になってきて、患者が熟慮のうえで自ら死を決断したという自己決定に安楽死の要件が収斂してきていることを見てきた。

第4章では、認知症の人の事前指示をどう扱うかという難問を取り上げ、認知症の人の意思を尊重するとはどういうことか考えてきた。

第5章の末尾では、現代の安楽死の正当化が、自己の身体に対する処分権（自己決定権）にあるとの究極の論調を見てきた。現代の安楽死論では、自律が重要な鍵概念である。

終章では、まず自律・自立と依存の関係をとらえ直す。次に、耐えがたい苦痛が安楽死の要件となることから、病気がもたらす苦境を考察するうえで前提となる「健康」概念について考え直したい。

1 「自律的な存在」モデルの限界——岐路に立つ生命倫理学

自律・自活という理想

米国の生命倫理学者エンゲルハート（一九四一〜二〇一八）の『バイオエシックスの基礎づけ』は、自律（自己決定）が尊重されるのは、「対応能力をそなえた成人」のみで、「理性的であったことがない胎児、乳児、重い知的障害を持った成人たちの自律の尊重を云々することは意味をなさない」とし、「道徳的に行為しうるものだけが道徳的に扱われる権利をもつ」としている。これまでの生命倫理学の多くはこの立場を前提に、判断能力を持つ成人を基本のモデルにして構築されてきた。

こうした傾向に、米国内からも早くから批判が出されていた。医療社会学者レネー・フォックス（一九二八〜）は、米国生命倫理学で基本とされる四原則（自律尊重、無危害、善行、正義）では、米国的な個人主義の権利主張があまりにも強調され、自己決定の原則が圧倒的な重要性を持つと指摘した。

つまり、個人の自己決定権が絶対視され、社会的・文化的文脈が軽視・無視され、患者の家族や医療者などと患者との関係など、関係のなかの医療という視点がないとの批判である（『生命倫理をみつめて』）。この批判の根底には、個の自律は関係性によって支えられて存在するという人間観がある。

米国のフェミニスト法理論家・家族法学者マーサ・ファインマン（エモリー大学教授。一九四三〜）は『自律神話——依存の理論』のなかで、強すぎる自律志向を批判し、きわめて評判の悪い「依存」をとらえ直した。米国建国の文書である独立宣言（一七七六年）を読むと、独立した人格がアメリカ人のアイデンティティの中核にあることがわかるとファインマンは言う。

独立宣言は、「すべての人は平等に造られ、造物主によって一定の奪うことのできない権利を与えられ、そのなかには生命、自由、および幸福の追求が含まれる」と謳い、すべての個人に授けられた、生命、自由、幸福の追求権などの不可侵の権利を表明する。さらに「これらの権利を確保するために、人びとの間に政府が組織され、その権力の正当性は被治者の同意に由来する」と述べ、政府は個々の市民の権利を守るために存在するとしている。

ファインマンによれば、独立宣言は、自治、自律こそを理想とし、個人を自由な政治的言論の主体と定義する。彼女はこれを米国の「建国神話」ととらえる。今日の米国では、自律(autonomy)、独立(independence)、自活の三つの概念が相互補完的にセットで使われている。

最も単純な意味で個人の自律は経済観念に直結している。理想の経済的地位は、独立し自活していることだとされる。裏返すと、そのような経済的地位を獲得しないかぎり、社会からはけっして独立し自律した人とは認めてもらえない。要するに、個人は独立と自活を可能とする金の力で、自己決定権および意思と行動の支配権、つまり自律を「買って」いるのだとファインマンは解釈する。

米国人は、自律的で独立し自活した個人を理想とする。こうした特性を誰もが達成できると思いこんでいるのは、すべての者は生まれながらにして平等だという信念が土台にあるからだ。その結果、達成できない者には「落ちこぼれ」の烙印《らくいん》が捺されることになるとファインマンは指摘する。自律とは反対に、依存は米国の政治や大衆の良識では、魅力のない、スティグマ（不名誉な烙印）のつきまとう言葉であり、米国人の信念と相容れないものである（『ケアの絆――自律神話を超えて』）。

人間は自由にして依存的な存在

このように、自律中心主義的な倫理に対して、米国内からも批判が出されてきた。自律はもちろん重要ではあるが、ここでは、二つの問題点を指摘しておきたい。

一つは、人間を理性と自己決定能力だけで見る狭い見方に陥らないようにすることである。第4章で見たように、この立場では、知性を持って書いた事前指示書を圧倒的に重視することになる。だが、それが必ずしも適切とは言えないことはすでに見た。人間には情動レベルの反応も存在し、多様な層で人間をとらえる必要があるのに、知性をもって自律的に書いた紙がすべてという一面的な理解となってしまうからだ。厚生労働省の新しい指針「認知症の人の日常生活・社会生活における意思決定支援ガイドライン」(二〇一八年)も、多様な層から認知症の本人の思いにアプローチすることを提起している。

もう一つは、自律を独立一辺倒の方向で考える一面性である。自律・独立と依存は表裏の関係にある。私たちはまずは無力な赤子として産み落とされ、他者に全面的に依存して成長していく。健康な成人となれば、自律・自立した個人になりうるが、病気や事故による障害などで、自律・自立がままならないこともある。そうではない人も、やがては加齢による心身の衰えを経て、最期は再び他者に全面的に依存して看取られる。人生の最終段階で、人はもはや自律的・自立的であることができない。こうした生の実相を見据えるならば、人間は「自由にして依存的な存在」だと言える(『人間の尊厳と遺伝子情報』)。

現代社会は自律と自立が重視され、依存はネガティヴにとらえられる。しかし、依存という面があったからこそ、今日に至るまでの人類文化の発展があった。子どものとくに母への依存は文化の継承の基盤である。さらに、支え合い、助け合いという、人と人との絆の文化を築くことができたのは、人間が「依存的存在」でもあったからだ。ダーウィンは自然淘汰のなかでも、この面を人間の「最も高貴な部分」として注目していた。

米国のコミュニタリアニズム(共同体主義)の徳倫理学者でノートルダム大学名誉教授のアラスデア・マッキンタイア(一九二九〜)は、近代の道徳哲学が個人の自立と自律に非常に重きを置いてきたため、依存を承認することに道徳的な重要性を認めてこなかったと批判的にとらえている。私たちは根源的かつ持続的な仕方で特定の他者などに依存せざるをえない。このような持ちつ持たれつの関係性のネットワークとしてのコミュニティに参加することが私たちには不可欠なのである。反対に、そのようなコミュニティの維持と繁栄のためには、私たち一人ひとりが持てる力を発揮することが求められる。こうした事情は、私たちが「傷つきやすく依存的な理性的動物」であることから来ている。こうマッキンタイアは、自律と依存の関係をとらえている（『依存的な理性的動物』）。

「たそがれゾーン」とどう向き合うか

人間が傷つきやすい存在であることは、大陸ヨーロッパの生命倫理学が強調するところでもある。EUの生物医学研究プロジェクトによる「バルセロナ宣言　欧州委員会に対する生命倫理と生命法における基本的な倫理原則」（一九九八年）は、自律、尊厳、統合性、傷つきやすさの四つの基本原則を掲げた。統合性とは、人間が身体的にも精神的にも不可分で不可侵の統合体であるということである。人間のからだは鋭利な刃物で簡単に傷つくし、心は他人の心ない言葉にいたく傷つくことがある。それゆえに、人間は誰もが傷つきやすい存在で、脆弱《ぜいじゃく》な存在であるがゆえにこそ、弱い立場の人への配慮《ケア》が必要であるということである。

この四原則のなかで冒頭にある自律は、統合性や尊厳、傷つきやすさと深く関係しながら、他者への配慮《ケア》の文脈のなかに置かれている。つまり、自己決定の独り歩きではなく、社会連帯のなかに埋め込まれた自律、これがヨーロッパの生命倫理学の原則である。

すでに見てきたように、理性や認知能力と結びついた人格概念は狭い。「自律・独立した個人」像は近年ますます重視される傾向にある。けれども、いま医療や対人援助の領域で、判断力が徐々に衰えて行く過程が、悩ましい問題をさまざまに提起している。

6-1　新しい生命倫理学に求められる課題

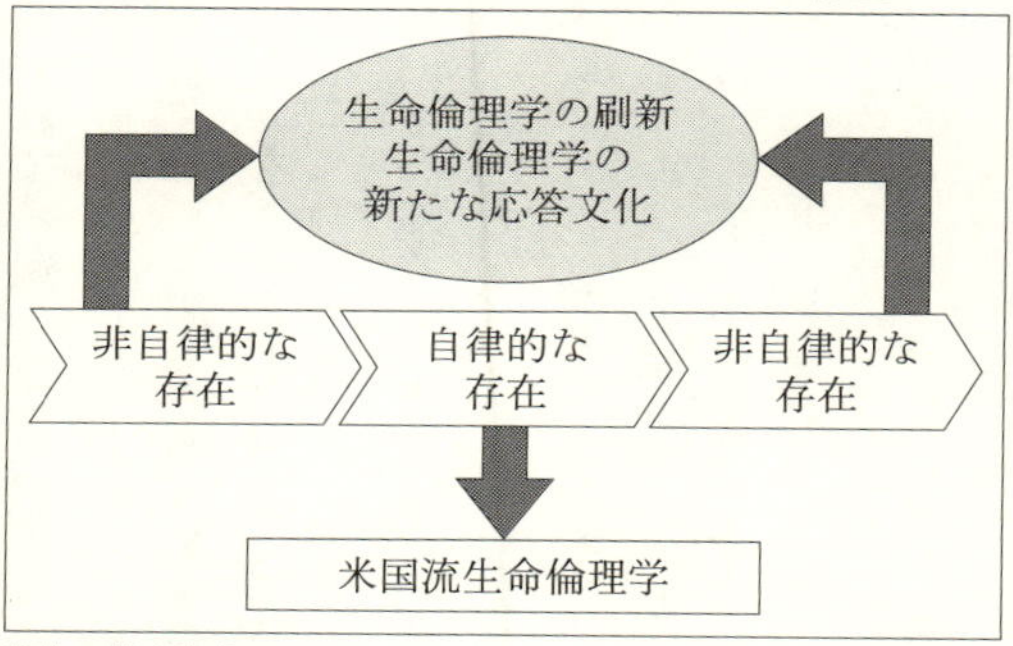

出典：著者作成

合理的な一貫性を欠く素朴な意思をどう扱うかは、慢性疾患や高齢者医療などに直面する現代医療の大きなテーマである。ドイツ生命倫理学情報センター所長でボン大学教授のディーター・シュトゥルマ（一九五三〜）は、明瞭な自己意識を持った人格と、人格の意識的な生の終わりとの間には、「たそがれゾーン」があるが、境界が曖昧なその領域でも、その人らしさは現れると述べている（「人格と価値——尊厳、自律、最期へ向う人間の生」）。

この「たそがれゾーン」にどう立ち向かうかが、いま生命倫理学に問われている。6-1にあるように、中央の「自律的な存在」をモデルにして生命倫理学は構築されてきた。左に位置する「非自律的な存在」は、例えば、胎児や新生児や幼児である。右に位置するそれは、認知症高齢者や意識障害のある患者などである。この「非自律的と思われる存在」に焦点を当てて生命倫理学を再構築することが求められている。それは、そうした人々を、人として尊重し尊厳を守るケアの営みに対して、倫理的根拠を与えることになる。

幼児と高齢者とで扱い方は当然異なる。高齢者に一見やさしく声かけしているように見えても、高齢者を、まるで「赤ん坊をあやす」ように扱うことは、「高齢者の尊厳」（高齢者虐待の防止法）を尊重しているとは言えない。高齢者は、ケアしている介護職より、通常はるかに豊富な人生経験を持っている。「人生の達人」とも言える高齢者を「赤ちゃん扱い、子ども扱い」するのは適切ではない。その人の人生の来歴をふまえることが必要である。その人の人生の重みを尊重したケア、それがその人の尊厳を尊重したケアという意味ではないだろうか。

2 「完全に良い状態」の終焉——変更を迫られる医療目的

WHOの健康定義の限界

安楽死の問題は、実は健康のとらえ方とも深く関わっている。そこで最後に、健康とは何かをあらためて考えてみたい。

健康については、まずWHO（世界保健機関）の定義を無視できない。WHOは、健康を「単に疾患がないとか虚弱でない状態ではなく、身体的・心理的・社会的に完全に良い状態」と定義している。健康のこの公式の定義は、WHOを設立する際に、一九四六年に国連が採択した世界保健機関憲章（一九四八年発効）の冒頭にある。当時これは広範で野心的な健康定義として歓迎されたが、その後、さまざまな批判にさらされた。改正の動きもあったが失敗し、結果的に七〇年以上たったいまも変わっていない（改正の動きと挫折については、「WHOの健康定義制定過程と健康概念の変遷について」に詳しい）。

WHOの定義では、これからの医療・介護、それを支える地域包括ケアなどを実は展望できない。

一例を示そう。WHOは二〇一一年に「障害に関する世界報告書」という分厚い報告書をまとめた。世界の三八〇名以上の専門家の協力を得て作成された史上初の世界規模のデータを含むものである。障害のある人々の生活を改善し、国連障害者権利条約（二〇〇八年五月発効）の実施を促進する政策やプログラムの根拠、そのための重要な資料として活用されることが期待されている。

その第3章は「総合診療」である。冒頭には「健康とは〝身体的・心理的・社会的に良い状態〟と定義することができる」とある。そこの引用注はWHO憲章を指示している。しかし、WHO憲章の健康定義は、「身体的・心理的・社会的に完全に良い状態」であったはずである。「完全に」が抜けている。WHOは不注意から、自らの憲章を不正確に引用してしまったのであろうか。おそらくそうではない。WHOは自らの憲章を正確に引用できないことをわかっている。なぜなら、「身体的・心理的・社会的に完全に良い状態」を障害に対する医療の目標に設定したならば、障害に対する保健政策を語れなくなるからである。

WHOのマーガレット・チャン事務局長（一九四七〜）はこうスピーチした。

障害は人生の一部です。私たちのほぼ全員が、人生のある時点で、永続的にあるいは一時的に、障害を負うようになるでしょう。障害のある人々を差別し、多くの場合、社会の片隅に追いやってしまう障壁を打ち破るために、さらに努力していかなければなりません。

（『障害に関する世界報告書』の発表記念セレモニー　二〇一一年六月九日）

「一時的な」障害は克服を期待できるかもしれない。だが、「永続的な」障害とは一生つき合っていかなければならない。「完全に良い状態」を目標にすることはできないし、無理に目標にしたら、さまざまな弊害が生じるであろう。「完全に」という言葉を入れたことによって、WHOの健康定義は使い物にならないものとなった。「障害に関する世界報告書」のなかで、自らの健康定義を歪《ゆが》めて引用せざるをえないことは、WHO自身がそのことを自覚していることを示している。

「完全に良い状態」というWHOの健康定義は、完全な自立を表す自律状態であり、ケアや介護を必要としない状態でもある。WHOの健康定義と自己決定至上主義とは符合している。

ところが、いま医学の主要な対象は「治らない病気」、進行したがん、生活習慣病という慢性疾患、難病、加齢にともなうさまざまな機能低下、認知症などである。近代医学が感染症に対して圧倒的な勝利をおさめた時代が終わり、医学の主要な対象が、治癒が困難な疾病となった今日、WHOの健康定義はますます有害なものになってきている。

立ち直り、復元力、適応力

オランダの女性医師マフトルド・ヒューバーらの国際的な研究グループは、「高齢化や疾病傾向が変化している現代でWHOの定義は望ましくない結果を生む可能性すらある」として、新たな健康概念の開拓に取り組んできた。

彼女らは「健康は状態なのだろうか、能力なのだろうか――健康の動的コンセプト」という国際学会を開催し、その成果を二〇一一年に、「われわれはどのように健康を定義すべきか？」という論文として『BMJ』（英国医学雑誌）に発表した。そのなかで、社会的・身体的・感情的問題に直面したときに、困難な状況に適応し、対処する能力という新しい健康概念を提起している。

健康を「完全に良好な状態」という静止状態としてとらえるのではない。疾患によってさまざまな問題を抱えていても、それに対処し乗り越えていく「立ち直り、復元力《レジリアンス》」としてとらえている。つまり、疾患があっても、さまざまな薬や補装具や機器、医療や介護の力などを支えにして、症状を和らげ（緩和）、気落ちすることなく人生を前向きに歩いて行けること、その力こそを「健康」としてとらえているのだ。

このように「適応力」として動的にとらえられたヒューバーらの健康の概念は、慢性疾患や難病、高齢者のケア、緩和ケア、人生の最終段階の医療などのとらえ直しを迫り、医療そのものの観念を変える力がある。

健康を「完全に良好な状態」とした場合、医療の使命は、病気を治し健康を回復させることとなる。このとらえ方は当たり前のことのようであるが、医療でも治らない病気は山のようにある。それどころか、私たちは誰もが致死率一〇〇％の病気で命を終える（「尊厳死論を超える」）。

「完全に良好な状態」が「健康」であり、ここに復帰させるのが医療の使命だとすれば、患者が治癒困難となったとき、その医療は「無益」ととらえられる（「医学的無益性」）。「延命治療」は「医学的に無益」で「患者にとって害のある過剰治療」だから治療を中止し、「尊厳死」へ導いた方がよいということがしばしば唱えられる。さらに、「いっそひと思いに安楽死を」という話にもなる。治せないなら「無益な医療」。こういうとらえ方では日々の医療や介護、ケアの意味づけができない。

だが、実際は、医療は患者の主疾患を治すだけではない。主疾患は治癒しないが、症状を和らげ症状の悪化を防ぐ措置もある。薬のなかにも、治癒の効果を持つ薬だけではなく、疾患そのものを治すことはできないが一生飲み続けて症状をコントロールし、発症や重症化を防ぐ薬もたくさんある。治癒は困難だが症状を和らげることに対して、医療は現に大きな力を発揮している。それも医療の重要な使命であることはいまさら言うまでもない。

「病気↓治療↓完治」とは別のモデルで「健康」をとらえ、医療の目標設定と使命をとらえ直す必要がある。

終章の1節で、人間が傷つきやすい脆弱な存在であることを前提に、依存をとらえ直したが、脆弱さと復元力とは実は表裏の関係にある（『レジリアンス』）。人間の生体や心は環境のなかで容易に傷つく。しかし、その苦境を乗り越えて行こうとする復元力《レジリアンス》も人間に備わっている。その復元力がどれだけ力を発揮するかは、環境によって大きく左右される。例えば、傷ついた心はさまざまなものによって癒されるが、社会的には、とりわけ支援の環境が大きな力を発揮するであろう（「知的障害のある人の自己決定とその関連要因に関する文献的研究」）。

人間の脆弱性を前提に、個人の自立・自律の一面的強調ではなく、支援と連帯の関係のなかで自律を尊重するという倫理的な観点と、「完全な良好状態」ではなく苦境のなかから立ち直る復元力を健康ととらえる健康観とは、まさしく符合しているのである。

治せないから緩和という誤解

日本で二〇〇六年に制定された「がん対策基本法」一七条で「緩和ケアが診断の時から適切に提供されるようにする」と謳われている。緩和はたしかに日本の医療現場でも、その重要性が認識され、とりわけ疼痛緩和の取り組みが広がってきた。

しかしながら、診療報酬制度のなかで、緩和ケア診療加算は、二〇一八年度の改定で「末期心不全」が追加されるまで、「悪性腫瘍又は後天性免疫不全症候群」に限定されていた。そのため、「抗がん治療が効を奏さなくなったら緩和」という理解が一般に広まっている。医療者のなかにも、「積極的な治療」をできるかぎり行って、そのかいがなくなった後の、いわば「敗戦処理」のように「緩和」を受けとめている傾向がまだある。

緩和は「和らげること」である。病苦を和らげることはすべて緩和である。それはどんな疾患でも、いつの時期でも必要なことである。「医療は病気を治すもの」という観念は依然として根強い。しかし、こうした一面的なとらえ方では、病苦を和らげる営みは正当に評価されない。医療は病気を治し健康を回復することをめざすが、たとえ治癒しなくても、可能なかぎり病苦を和らげることに取り組む。このように、苦境に対する「適応力」としての健康を支える医療というとらえ方を明確にする必要がある。

例えば、日本医師会の『医の倫理綱領』は、「医学および医療は、病める人の治療はもとより、人びとの健康の維持もしくは増進を図るもの」とされ、緩和は位置づけられていない。

これに対して、ドイツの医師会の「ドイツ医師のための職業規則（雛型）」（二〇一五年）は、「医師の使命は、生命を維持し、健康を守り回復させ、苦痛を和らげ、死にゆく人を支え、人類の健康に対する重要性という観点から自然の生命基盤の保持に貢献することにある」と定め、緩和を医師の使命に位置づけている。イタリア医師会全国連盟「医師職業義務規程」（二〇一四年改訂版）も同様である。

また、日本看護協会の『看護者の倫理綱領』は、「看護は、あらゆる年代の個人、家族、集団、地域社会を対象とし、健康の保持増進、疾病の予防、健康の回復、苦痛の緩和を行い、生涯を通してその最期まで、その人らしく生を全うできるように援助を行うことを目的」とするとし、「苦痛の緩和」を明確に位置づけている。日本医師会も『医の倫理綱領』を改訂して、緩和も医師の使命であることを明確にした方がよいであろう。

技術の未発達がもたらす倫理問題

生命倫理学では「蘇生や救命の技術など現代医療の発展が、人生の最終段階の医療をめぐって悩ましい倫理問題をもたらした」という言い方がよくされる。一昔であればとうに命を落としていた患者が救命措置によって一命をとりとめることができた。けれども、その後の生のあり方はどうなのかという問題が提起された。このようなことは、医療技術の発展によってもたらされた問題であるという言い方がよくされる。たしかに、その通りである。しかし、もう一面もある。医療の発展がまだ不十分な段階であるからこそ、もたらされている問題でもあるともいえる。

例えば、重い神経・筋難病を抱えている人は、コミュニケーションに困難がある。ところが近年、新たな意思伝達装置が開発されてきて、全身の筋肉が動かなくてもパソコンでメッセージを伝えることができるようになった。サイバーダイン社のサイバニックインタフェースCyin《サイン》™。二〇一八年より一般販売されている。微弱な筋電位から信号を解読しパソコン上にメッセージが入力される。それが音声に変換もされる。SNSなどを通じて、世界中に発信可能で、世界中の人とコミュニケーションをとることができる。この技術開発は製作会社だけではなく、患者会の協力があって初めて成し遂げられた。

医療・医学は病気を治し「完全に良好な状態」を取り戻すという医療観からは、そもそもこのような機器の開発の動機は生じてこない。「完全に良好な状態」などはそもそも存在せず、苦境に対して適応し、やりくりしていく力としての健康を支えるのが医療、そのための医学研究という考え方から、こうした画期的な機器が開発されてくるのである。

もはや誰ともコミュニケーションが取れない状態に閉じ込められるという前提で、それは耐えがたい苦しみだという思いから「尊厳死」や「安楽死」を希望したとしよう。これは一つの倫理問題であるが、先ほどのコミュニケーション技術によってこの倫理問題の前提が崩れたことになる。

先端医療技術がもたらす人生の最終段階の医療の倫理問題を提起するとき、医療や技術が発展したからこそもたらされた問題という側面と、医療や技術やケアがまだ十分でないからこそ起こっている問題という両方の視点からとらえ直すことが求められている。その際に重要なことは、「完全な良好な状態」をめざすことではなく、苦境をどのように和らげ、どう適応し、やりくりしていくかという観点である。

ロボットスーツＨＡＬを神経筋疾患難病の治療に用いることをめざす治験（臨床試験）を成功させた中島孝医師（国立病院機構新潟病院院長）は言う。

治らない進行性の疾患に対する治療やリハビリテーション医療は無意味という考え方は現代のアカデミアでの主流な感情であり、それが同時に根治療法以外の難病分野の症状改善治療研究をはばんできた。機器の使用もまたしかりである。

（「難病の画期的治療法、HAL-HN01の開発における哲学的転回」）

これが現代のアカデミズム、すなわち医学界の全般的な傾向だと言う。

医薬品や医療機器の技術開発だけではない。健康や医療のとらえ方がまだ不十分ということからも「生命倫理学的問題」が生じることもある。健康、医療、緩和、そして生と死……。

こうした基本の概念をどうとらえ直すか。その面での開発研究によってとらえ直しができたとき、安楽死は是か非かという議論の前提が根本的に変化する可能性がある。

オランダのポジティヴヘルス運動

安楽死の考え方は、いろいろ改善を試みたけれども改善の見込みがなく、他に解決の手段もないことを見極め、死をもってその苦しみを終わらせるという志向である。とことん改善を試みたならばまだしも、代替手段となる治療の選択肢を患者が拒否する権利も認めたうえでの選択という面もあることを、バウドワイン・シャボットが指摘していた（第1章四〇頁）。苦しみを死をもって終わらせることを合法化する法と仕組みを構築する作業は、けっして簡単なことではなかったであろう。そのことにオランダ国民は世界初の挑戦をした。

他方で、いまオランダでは、先述したマフトルド・ヒューバーたちの新しい健康概念に基づく「ポジティヴヘルス」の運動が盛んになっている（『オランダ発ポジティヴヘルス――地域包括ケアの未来を拓く』）。ヒューバーは新しい健康概念をふまえ、本人の観点から健康を評価し、健康の維持・促進を本人が主導する運動として展開しようとしている。具体的には、6-2にあるように、六つの次元と、各次元に七項目、合計四二の指標を健康の評価項目として提案している。この指標は未整理な部分もあり、改善の余地があると思うが、ここでは立ち入らない。

6-2　ポジティヴヘルスの「6次元 42指標」

身体的機能	健康感	生活の質	楽しめる
	体調		幸福感
	症状と痛み		のびのびできる
	睡眠		バランス感
	食事		安心感
	耐久力		住居
	運動		生活を賄える経済力
メンタルウェルビーイング		社会参加	社会的な接触
	記憶力		真剣にとらえてもらえる
	集中力		一緒に楽しいことができる
	コミュニケーション力		支援を得られる
	幸福感		帰属感
	自己受容		意味のある活動
	変化に対する適応		社会に対する関心
	状況管理感		
生きがい		日常機能	自分の面倒を見られる
	意味のある生活		自分の限界を知る
	生きる意欲		健康についての知識
	理想達成意欲		時間管理
	信頼することができる		金銭管理
	受容力		働ける
	感謝心		支援を求めることができる
	学び続ける		

出典：M Huber, et.al., Towards a 'patient-centred' operationalisation of the new dynamic concept of health: a mixed methods study. BMJ Open 2016;5:e010091. 訳語はシャボットあかね『オランダ発ポジティヴヘルス』

医療者が医学的観点から一方的に患者の健康を評価するのではなく、また単に疾病がないという消極的な意味での健康ではない。これらの指標項目で、本人自らが自己の健康度を評価し、健康を維持向上させるようモチベーションを高めながら、自己管理していく。「本人中心の」健康という運動である。ポジティヴヘルスの新しいコンセプトと運動はシャボットあかねが詳述しているように、シェアリング・エコノミーや環境政策をも包含する広大なビジョンである。ヒューバーが提唱する新しい健康概念、つまり、たとえ病気で苦境に陥ってもなんとか事態に適応し、人々の支援を受け入れ（＝依存を受け入れ）、気落ちすることなくポジティヴに生きていくという健康観がポジティヴヘルス運動のなかで浸透して行くことを期待したい。そうなったとき、不治の病で耐えがたい苦痛があれば安楽死という発想にどのような影響をもたらすであろうか。オランダ社会はいま大きな岐路に立っている。

あとがき

二〇〇一年四月一〇日にオランダの上院で安楽死法が可決された日はいまもはっきりと覚えている。当時私はボンのドイツ生命倫理学情報センター（ドイツ連邦文部科学省直轄）で研修中であった。

朝食を済ませてドイツ公共放送の「おはようジャーナル」を見ていたら、オランダ国会前から中継があり、安楽死法制定に反対する集会の光景が映っていた。リポーターは、国会前で安楽死法反対を叫んでいるが、まもなく開会される上院で安楽死法が可決されるのはほぼ確実と報じていた。

実は前年一一月末に安楽死法案が下院を通過したことは日本の新聞で知っていた。法案を読んでみたいと思ったが、当時のわたしには情報を入手できなかった。ボンに到着後ドイツ生命倫理学情報センターの司書に尋ねたら、いとも簡単に安楽死法案のドイツ語訳のコピーを手渡された。それで法案の中身はおおよそつかんでいたが、本日これから可決されるというニュースに驚いた。

早速、法案の要点を日本語に訳し、日本の仲間にインターネットを通じて知らせた。これらの記事は学術論文として発表することはなかったが、それ以来、オランダ安楽死法は気になる存在だった。

安楽死関係の書では、オランダに限定した個別研究がいくつかある。対象を複数の地域に広げた書では、それぞれの専門分野の執筆者による共著がほとんどである。安楽死を合法化した国はすでに八ヵ国、医師による自死介助を合法化した州も多数にのぼる。これらは新たな法を制定して実現可能となったため、主に法学者が研究課題とすることが多い。法学といっても、ドイツ法、フランス法、英米法、刑法、民法、医事法、憲法、比較法など各分野に分かれ、それぞれの専門家が自身の専門的視点からアプローチする。それらの成果を結集した論文集など貴重な研究成果がいくつか公刊されている。本書を執筆するうえで、それらは大いに参考になった。

だが安楽死や尊厳死の問題は法学だけのテーマではない。最期の医療に関係し、もともと医学のテーマである。さらに、安楽死や自殺の歴史は古い。実施の歴史だけではなく、それを言説化した思想も多数残されている。安楽死、尊厳死は、哲学、倫理学、医学、法学、社会学、宗教学などが出会う領域でもある。生命倫理学はもともと新しい学際的な学問であるため、これら諸学を結集して多角的に考察した論文集なども公刊されている。これらももちろん貴重な学術的成果である。

各国で法の仕組みや実際の運用がどうなっているか、それぞれの領域の問題点はなにか、日本にとって参考になる点はなにかというのが、こうした論文集の主な論点である。安楽死や尊厳死をそもそもどう考えたらよいのかについて、共同執筆者間で見解を統一したうえで著作が成り立っているわけではなく、それを考えるうえで一助になればという趣旨がほとんどである。しかし、多くの読者にとっては現状や問題点もさることながら、安楽死や尊厳死をどう考えたらよいのかということも大きな関心の一つであろう。これに応える一貫した包括的な書は残念ながらほとんどない。

結局、通常は単独では取り組むことのない課題に、本書を通じて挑戦することになってしまった。法学の専門家ではない私が各国の安楽死に関する法制度について言及せざるをえなかった。その際多くの専門家にご教示をいただいた。たまたまこのテーマを課題としていた研究グループに所属していたことが幸いした。それは鳥取環境大学の加藤尚武学長と千葉大学の飯田亘之教授（いずれも当時）が中心になって発足した研究会で、科学研究費の補助を受けて出発し、研究課題を徐々に進化させながら、生命倫理学の諸課題にいまも取り組んでいる。この研究グループにはオランダ、ベルギー、ルクセンブルク、カナダ、米国、スイス、イタリア、英国などの安楽死、医師介助自殺、治療中止などをテーマとする法学者や倫理学者が含まれていた。この研究グループなくして本書は誕生しなかったであろう。

人間の尊厳については、このグループと並行して、加藤泰史・一橋大学教授（日本哲学会会長）が代表を務める科学研究費のプロジェクトに所属させていただき、諸外国から多数の研究者を招いて数次にわたる国際シンポジウムにも出席する機会を与えられた。尊厳概念の深さとともに、解釈の問題の深刻さも学ぶこととなった。

これら哲学・法学・生命倫理学系の研究グループとは別に、ロボットスーツＨＡＬの治験実施研究グループに加えていただいたことも有意義であった。筑波大学の山海嘉之教授が開発したＨＡＬは、二〇一五年に医療機器として承認され、一六年から、八種類の進行性の神経・筋疾患に対して公的医療保険が適用になった。国立病院機構新潟病院長の中島孝医師が治験調整医師を務め、難病者を対象とした治験を成功させたことで、これが実現した。この研究プロジェクトのなかで、現在治療法のない難治性疾患者を支援する医療機器や医薬品の開発の意義について考えさせられた。中島孝先生より、終章で取り上げたオランダの女性医師ヒューバーの新しい健康概念の論文を教えていただいた。まさに目から鱗《うろこ》であった。本書はオランダの安楽死の実施とオランダのヒューバー医師の新しい健康概念が交わるところに成立したと言ってもいいかもしれない。

本書の執筆にあたっては、実に多くの方々から専門的で正確なところを教えていただき、著者の度重なる質問に対しても丁寧にご教示いただいた。ここでそれぞれのお名前をあげることは控えるが、心より感謝申し上げたい。もちろん、本書に誤りがあるとすれば、著者である私自身の責任であることは言うまでもない。

最後に中公新書編集部の白戸直人さんには大変お世話になった。専門の研究者がわかっていることは書きたくないという思いから、私がおざなりにした部分などもすべて指摘していただき、解説を加えていくうちに、多少ともわかりやすくなったのではないかと思う。白戸さんの叱咤激励のおかげである。深く感謝申し上げたい。

私自身すでに高齢者医療・介護の対象／候補者であり、人生の最終段階の医療は他人事《ひとごと》ではない。若い読者にはまだそういう感覚はないかもしれないが、自分の家族も含め誰もがいずれは直面する課題であるため、これから目をそらさず考えていかなければならない。本書がそれを考える糸口になれば幸いである。

二〇一八年九月（二〇二三年一二月、微修正した）

松田　純

環境要因も含めた自己決定モデルを活用した実証的研究の提案」『生活科学研究誌』8巻、2009年
中島孝「尊厳死論を超える——緩和ケア、難病ケアの視座」『現代思想』2012年6月号
中島孝「難病の画期的治療法、HAL-HN01の開発における哲学的転回」『現代思想』2014年9月号
スチュアート・T・ヤングナー「医学的無益性（medical futility）」、『生命倫理百科事典』I巻、丸善出版、2007年
M. Huber et al., Towards a 'patient-centred' operationalisation of the new dynamic concept of health: a mixed methods study. *BMJ Open* 2017
（Muster-）Berufsordnung für die in Deutschland tätigen Ärztinnen und Ärzte, 2015（「ドイツ医師のための職業規則（雛型）」）
秋葉悦子「イタリア医師会全国連盟（FNOMCeO）『医師職業義務規程』（2014）解説および翻訳」『富大経済論集』62巻2号、2016年
CYBERDYNE 株式会社プレスリリース「サイバニクス技術による革新的インタフェース「Cyin™」リリースのお知らせ」2018年1月9日
シャボットあかね『オランダ発ポジティヴヘルス——地域包括ケアの未来を拓く』日本評論社、2018年
シャボットあかね「オランダ発：地域包括ケアの未来を拓く」2018年4月28日早稲田大学講演配布資料

河島幸夫『戦争・ナチズム・教会』新教出版社、1993年
岩井一正「70年間の沈黙を破って――ドイツ精神医学精神療法神経学会（DGPPN）の2010年総会における謝罪表明（付）追悼式典におけるDGPPNフランク・シュナイダー会長の談話「ナチ時代の精神医学――回想と責任」『精神神経学雑誌』113（8）、2011年
スザンヌ E・エヴァンス『障害者の安楽死計画とホロコースト――ナチスの忘れられた犯罪』黒田学・清水貞夫訳、クリエイツかもがわ、2017年
宮川俊行『安楽死と宗教――カトリック倫理の現状』春秋社、1983年
福田雅章「権利としての安楽死論」、莇立明・中井美雄編『医療過誤法入門』青林書院、1979年、改訂版『医療過誤法』、1994年
福田雅章「安楽死をめぐる二つの論点――安楽死はタブーか」『自由と正義』34・7、1983年
松井茂記「安らかに死なせてほしい――尊厳死の権利および安楽死の権利」松井茂記編『スターバックスでラテを飲みながら憲法を考える』有斐閣、2016年
アグネス・ヴァン・デル・ハイデ、2012年3月早稲田大学講演『生命倫理研究資料集』Ⅵ、富山大学、2012年

終　章

H・T・エンゲルハート『バイオエシックスの基礎づけ』加藤尚武・飯田亘之監訳、東海大学出版会、1989年
レネー・フォックス『生命倫理をみつめて――医療社会学者の半世紀』中野真紀子訳、みすず書房、2003年
Martha Albertson Fineman, *The Autonomy Myth: A Theory Of Dependency*. New Print 2005. マーサ・A・ファインマン『ケアの絆――自律神話を超えて』穐田信子・速水葉子訳、岩波書店、2009年
アラスデア・マッキンタイア『依存的な理性的動物』高島和哉訳、法政大学出版局、2018年
ドイツ連邦議会審議会答申『人間の尊厳と遺伝子情報――現代医療の法と倫理（上）』松田純監訳、知泉書館、2004年
「バルセロナ宣言　欧州委員会に対する生命倫理と生命法における基本的な倫理原則」村松聡訳、『医療と倫理』7巻、2007年
ディーター・シュトゥルマ「人格と価値――尊厳、自律、最期へ向う人間の生」2010年9月11日南山大学講演資料
臼田寛・玉城英彦・河野公一「WHOの健康定義制定過程と健康概念の変遷について」『日本公衛誌』51巻第10号、2004年
Machteld Huber et al., How should we define health? *BMJ* 2011, 343（4163）
「われわれはどのように健康を定義すべきか？」松田純訳、『厚生労働科学研究費補助金　難治性疾患克服研究事業「希少性難治性疾患－神経・筋難病疾患の進行抑制治療効果を得るための新たな医療機器、生体電位等で随意コントロールされた下肢装着型補助ロボット（HAL-HN01）に関する医師主導治験の実施研究」平成25年度総括・分担研究報告書』、2014年
加藤敏・八木剛平編『レジリアンス――現代精神医学の新しいパラダイム』金原出版、2009年
與那嶺司「知的障害のある人の自己決定とその関連要因に関する文献的研究――支援

／医の倫理』杉田絹枝・杉田勇訳、北樹出版、1998年
David Hume, *Essays, Moral, Political, and Literary*. Liberty Fund 1985. デイヴィッド・ヒューム『道徳・政治・文学論集』田中敏弘訳、名古屋大学出版会、2011年
ショウペンハウアー『自殺について』河井眞樹子訳、PHP 研究所、2009年
ダニエル・J・ケヴルズ『優生学の名のもとに――「人類改良」の悪夢の百年』西俣総平訳、朝日新聞社、1993年
Charles Darwin, *On the Origin of Species*. 1859. ダーウィン『種の起源』渡辺政隆訳、光文社、2009年
Charles Darwin, *The Descent of Man, and Selection in Relation to Sex*. 1871. ダーウィン『人間の由来』長谷川眞理子訳、講談社、2016年
矢原徹一「性淘汰と種の利益」、ダーウィン『人間の進化と性淘汰』Ⅰ巻、長谷川眞理子訳、文一総合出版、1999年
長谷川眞理子「人間理解のための進化論的アプローチ」ダーウィン『人間の進化と性淘汰』Ⅱ巻、長谷川眞理子訳、文一総合出版、2000年
Francis Galton, *Inquiries Into Human Faculty and Its Development*. Blurb 2017.（フランシス・ゴールトン『人間の知性とその発達』未邦訳）
Francis Galton, *Hereditary Genius*. London 1869. ゴールトン『天才と遺伝』上、下巻、甘粕石介訳、岩波書店、1935年
Ernst Haeckel, *Natürliche Schöpfungsgeschichte*. Berlin 1868, 1870.（ヘッケル『自然創造史』未邦訳）
Ernst Haeckel, *Die Lebenswunder*. Stuttgart 1904 ヘッケル『生命の不可思議』上、下巻、後藤格次訳、岩波書店、1988年
佐藤恵子『ヘッケルと進化の夢』工作舎、2015年
Thomas Henry Huxley, Evolution and Ethics. James Paradis / George C. Williams, *T. H. Huxley's Evolution and Ethics With New Essays on Its Victorian and Sociobiological Context*. Princeton Legacy Library 2014.『進化と倫理――トマス・ハクスリーの進化思想』小林傳司他訳、産業図書、1995年
内井惣七『進化論と倫理』世界思想社、1996年
内井惣七『科学の倫理学』丸善、2002年
Friedrich Wilhelm Nietzsche,Werke Bd. 2. München 1999.
フリードリヒ・ニーチェ『ツァラトゥストラかく語りき』佐々木中訳、河出文庫、2015年
ニーチェ『偶像の黄昏』原佑訳、ちくま学芸文庫、2015年
ベン・マッキンタイアー『エリーザベト・ニーチェ――ニーチェをナチに売り渡した女』藤川芳朗訳、白水社、2009年
マンフレート・リーデル『ニーチェ思想の歪曲――受容をめぐる100年のドラマ』恒吉良隆他訳、白水社、2000年
恒吉良隆『ニーチェの妹エリーザベト――その実像』同学社、2009年
Alexander Tille, *Von Darwin bis Nietzsche*. Leipzig 1895.（ティレ『ダーウィンからニーチェまで』未邦訳）
Adolf Jost, *Das Recht auf den Tod*. Göttingen. 1895.（ヨスト『死への権利』未邦訳）
Binding, K. Hoche, A., *Die Freigabe der Vernichtung lebensunwerten Lebens. Ihr Maß und ihre Form*, Felix Meiner Verlag, 1920.『新版「生きるに値しない命」とは誰のことか――ナチス安楽死思想の原典からの考察』森下直貴・佐野誠編著、中公選書、2020年

法政大学出版局、2007年
ドイツ連邦議会審議会中間答申『人間らしい死と自己決定—終末期における事前指示』山本達監訳、知泉書館、2006年
Susan E. Hickman, et. al.,Use of the Physician Orders for Life-Sustaining Treatment (POLST) Paradigm Program in the Hospice Setting, J Palliat Med. 2009 Feb; 12 (2): 133-141.
「がん医療の現場　博愛会相良病院（鹿児島市）Advance Care Planning を駆使　患者の本当の心を治療に反映」日経メディカル Cancer Review 2015.3　2015年
会田薫子「意思決定を支援する——共同決定と ACP」清水哲郎・会田薫子編『医療・介護のための死生学入門』東京大学出版会、2017年
清水哲郎・会田薫子・石飛幸三他「高齢社会に求められる医療やケア——認知症・老衰の緩和ケアを中心に」『ランナップ』18の３、通巻31号、2012年
田代志門「病院の方針として『呼吸器は外しません』と定めるのは倫理的に許されるのか」、浅井篤・小西恵美子・大北全俊編『倫理的に考える医療の論点』日本看護協会出版会、2018年
現代刑事法研究会「座談会　終末期医療と刑法」『ジュリスト』1377号、2009年
雨宮処凛「尊厳死法制化の動きと、その裏にあるもの」(http://www.magazine9.jp/karin/130213/
樋口範雄『続・医療と法を考える　終末期医療ガイドライン』有斐閣、2008年
樋口範雄『超高齢社会の法律、何が問題なのか』朝日選書、2015年
鈴木利廣「医療基本法の意義」医療基本法会議編『医療基本法』エイデル研究所、2017年
小笠原文雄『なんとめでたいご臨終』小学館、2017年

第５章

Udo Benzenhöfer, *Der gute Tod?: Euthanasie und Sterbehilfe in Geschichte und Gegenwart*. 1999.（ウド・ベンツェンヘファー『よき死——歴史と現在における安楽死と臨死介助』未邦訳）
今井正浩訳「ギリシャの医学思想と人間——ヒポクラテス医師の誓いにおける人間観」『セミナー医療と社会』24号、2003年
アリストテレス『ニコマコス倫理学』神崎繁訳、岩波書店、2014年
セネカ「倫理書簡集Ｉ」『セネカ哲学全集』５巻、高橋宏幸訳、岩波書店、2005年
アウグスティヌス『神の国』第１巻（アウグスティヌス著作集11巻)、金子晴勇他訳、教文館、1980年
『神学大全』第18冊、稲垣良典訳、創文社、1985年
宮川俊行『安楽死について——バチカン声明はこう考える』中央出版社、1983年
教皇ヨハネ・パウロ二世「回勅　いのちの福音」裏辻洋二訳、ペトロ文庫、2008年
トマス・モア『ユートピア』澤田昭夫訳、中公文庫、1993年
J・レイチェルズ『生命の終わり——安楽死と道徳』加茂直樹監訳、晃洋書房、1991年
ヘルガ・クーゼ『生命の神聖性説批判』飯田亘之他訳 , 東信堂、2006年
Francis Bacon, *Advancement of Learning*. 1605. フランシス・ベーコン『学問の進歩』服部英次郎・多田英次訳、岩波文庫、2007年
Christoph Wilhelm Hufeland, *Die Verhältnisse des Arztes*. 1805. フーフェラント『自伝

wohnsitzstaat-31122017.pdf
Freitodbegleitungen von DIGNITAS-Mitgliedern nach Jahr und Wohnsitz 1998 - 2017
http://www.dignitas.ch/images/stories/pdf/statistik-ftb-jahr-wohnsitz-1998-2017.pdf

第4章

香川知晶『死ぬ権利——カレン・クインラン事件と生命倫理の転回』勁草書房、2006年
B・D・コーレン『カレン　生と死』吉野博高訳、二見書房、1976年
唄孝一「解題　カレン事件」『ジュリスト』616号、1976年
唄孝一「続・解題　カレン事件」『ジュリスト』622号、1976年
大谷いづみ「『いのちの教育』に隠されてしまうこと——『尊厳死』言説をめぐって」松原洋子・小泉義之編『生命の臨界』人文書院、2005年
金子晴勇『ヨーロッパの人間像——「神の像」と「人間の尊厳」の思想史的研究』知泉書館、2002年
バイエルツ「人間尊厳の理念」ジープ他『ドイツ応用倫理学の現在』山内廣隆他編訳、ナカニシヤ出版、2002
芦部信喜『憲法学Ⅱ 人権総論』有斐閣、1994年
青柳幸一『憲法における人間の尊厳』尚学社、2009年
加藤泰史編『尊厳概念のダイナミズム』法政大学出版局、2017年
Luis Kutner, Due Process of Euthanasia: The Living Will, A Proposal. *Indiana Law Journal*, 1969
ゲーリー・S・フィッシャーほか「事前指示と事前ケア計画」『生命倫理百科事典』Ⅱ巻、丸善出版、2007年
安藤泰至「『延命治療』と『尊厳死』をめぐる問題」川口有美子・小長谷百絵（編著）『在宅人工呼吸器ケア実践ガイドブック』医歯薬出版株式会社、2016年
ドウォーキン『ライフズ・ドミニオン——中絶と尊厳死そして個人の自由』水谷英夫・小島妙子訳、信山社、1998年
ミヒャエル・クヴァンテ『人間の尊厳と人格の自律——生命科学と民主主義的価値』加藤泰史監訳、法政大学出版局、2015年
Rebecca Dresser, Dworkin on Dementia: Elegant Theory, Questionable Policy, *Hastings Center Report* . 25.no.6,1995
Rebecca S. Dresser and John A. Robertson, Quality of Life and Non-Treatment Decisions for Incompetent Patients: A Critique of the Orthodox Approach, *Law, Medicine & Health Care*. 17 (3), 1989
岡田篤志「レベッカ・ドレッサーのリビング・ウィル批判」『医療・生命と倫理・社会』5号、2006年
日笠晴香「一つの人生か別の人格か 事前指示の有効性をめぐって」『医学哲学　医学倫理』25巻 , 2007年
新里和弘・大井玄「認知能力の衰えた人の『胃ろう』造設に対する反応」、*Dementia Japan* 27号、2013年
大井玄『呆けたカントに「理性」はあるか』新潮社、2015年
Jox, Ralf J. Ach et. al., Patientenverfügungen bei Demenz. Der "natürliche Wille" und seine ethische Einordnung. *Dtsch Arztebl*, 111 (10)), 2014
ヘーゲル『自然法と国家学講義　ハイデルベルク大学 1817－18年』高柳良治監訳、

安楽死・自殺幇助と法』
Commission Nationale de Contrôle et d'Évaluation de la loi du 16 mars 2009 sur l'euthanasie et l'assistance au suicide, *Quatrième rapport à l'attention de la Chambre des Députés (Années 2015 et 2016)*. 2017
Ministre de la Sécurité Sociale. *Sterbehilfe und assistierter Suizid. Gesetz vom 16. März 2009*. 2010
D. オリバーほか編『非悪性腫瘍の緩和ケアハンドブック』中島孝監訳、西村書店、2017年
松井茂記「カナダの尊厳死・安楽死法について」『法律時報』88巻9号、2016年
Carter v. Canada (Attorney General) 2015 SCC 5 [2015] 1 SCR 331
西元加那「医師による自殺幇助合法化の理論的根拠に関する一考察——Glucksberg判決・Carter判決を素材に」『現代社会研究』15号, 2017年
「資料　カナダ医学的臨死介助法」横野恵訳、『比較法学』53巻3号、2019刊行予定
Government of Canada, Medical assistance in dying
https://www.canada.ca/en/health-canada/services/medical-assistance-dying.html
Government of Canada, 2nd Interim Report on Medical Assistance in Dying in Canada
Rachel Browne, Canada legalized assisted suicide, but there aren't enough doctors to keep up with demand. vice news 2016年10月1日
Chris Purdy, 'Grave sin:' Bishops issue guidelines to refuse funerals in assisted deaths The Canadian Press Catholic News Service, 2016年9月29日
A Bill for an Act relating to the provision of medical services to assist terminally ill people to die with dignity, and for related purposes
Parliament of Australia, Medical Services (Dying with Dignity) Exposure Draft Bill 2014 https://www.aph.gov.au/Parliamentary_Business/Committees/Senate/Legal_and_Constitutional_Affairs/Dying_with_Dignity/Exposure_Draft

第3章
神馬幸一「医師による自殺幇助（医師介助自殺）」甲斐・谷田編『安楽死・尊厳死』
The Oregon Health Authority, Oregon Death with Dignity Act, 2017 Data Summary. 2018
久山亜耶子・岩田太「尊厳死と自己決定権——オレゴン州尊厳死法を題材に」樋口範雄・土屋裕子編『生命倫理と法』弘文堂、2005年
Nancy Berlinger 他『生命維持治療と終末期ケアに関する方針決定——ヘイスティングス・センターのガイドライン』前田正一監訳、金芳堂、2016年
神馬幸一「組織的自殺介助問題を巡るスイスの議論状況」『静岡大学法政研究』13巻2号、2008年
宮下洋一『安楽死を遂げるまで』小学館、2017年
Das Bundesamt für Statistik, Selbstbestimmung im Leben und im Sterben (Todesursachenstatistik 2014 Assistierter Suizid (Sterbehilfe) und Suizid in der Schweiz) https://www.npg-rsp.ch/fileadmin/npg-rsp/Themen/Fachthemen/BFS_2016_
Suizide_Faktenblatt.pdfEXIT - Selbstbestimmung im Leben und im Sterben
Mitglieder von DIGNITAS nach Wohnsitzstaat. 2017年12月31日
http://www.dignitas.ch/images/stories/pdf/statistik-mitglieder-

主要参考文献

盛永審一郎・通訳ベイツ裕子「Goedhart 医師へのインタヴュー、2013年８月13日」『生命倫理研究資料集』Ⅷ巻、富山大学、2014年
RTE Jaarverslag 2012.「安楽死委員会報告（概要）」ベイツ裕子訳、『生命倫理研究資料集』Ⅷ巻、富山大学、2013年
盛永審一郎・通訳ベイツ裕子「オランダ安楽死審査委員会訪問記録」『生命倫理・生命法研究資料集』Ⅰ巻、芝浦工業大学、2015年
盛永審一郎・通訳ベイツ裕子「オランダ安楽死審査委員会訪問（３）——終末期と耳鳴りの案件」『生命倫理・生命法研究資料集』Ⅱ巻、芝浦工業大学、2016年
盛永審一郎・通訳ベイツ裕子「安楽死クリニック（SLK）責任者との面談」『生命倫理・生命法研究資料集』Ⅲ巻、芝浦工業大学、2017年
盛永審一郎「許されるのか？「人生に疲れたから安楽死」——「人生終焉の法」を巡ってオランダで湧きおこった議論」JBpress 2018.6.29 jbpress.ismedia.jp/articles/-/53441
町野朔ほか編著『安楽死・尊厳死・末期医療　資料・生命倫理と法Ⅱ』信山社、1997年
山下邦也『オランダの安楽死』成文堂、2006年
星野一正「本人の意思による死の選択——オランダの安楽死裁判所史上新しい局面」『時の法令』1484号、1994年
「肉体的な苦痛がなくても死への介助は可能」独新聞 Handelsblatt、2000年11月７日
Boudewijn Chabot, "Worrisome Culture Shift in the Context of Self-Selected Death"（translation）（NRC Handelsblad 2017年６月16日）https://trudolemmens.wordpress.com/2017/06/19/the-euthanasia-genie-is-out-of-the-bottle-by-boudewijn-chabot-translation/
Theo Boer, Rushing toward death? Assisted dying in the Netherlands., The Christian Century. 2016年3月28日 https://www.christiancentury.org/article/2016-03/rushing-toward-death
Die Zeit Online, 2018年2月16日
ドイツ医師新聞、2018年11月10日
RTE, *Regional Euthanasia Review Committees Annual Report 2016*. 2017

第２章

本田まり「ベルギーにおける終末期医療に関する法的状況」盛永『安楽死法』2016年
Commission fédérale de contrôle et d'évaluation de l'euthanasie, Commission euthanasie Huitiéme rapport - Chiffres des années 2016-2017
Septième rapport - Chiffres des années 2015-2016
The European Institute of Bioethics（IEB）, Euthanasia in Belgium: 10 years on https://www.ieb-eib.org/en/pdf/20121208-dossier-euthanasia-in-belgium-10-years.pdf
宮下洋一『安楽死を遂げるまで』小学館、2017年
小林真紀「ルクセンブルクにおける終末期医療関係法の現状と課題」盛永『安楽死法』
小林真紀「ルクセンブルク法における安楽死および自殺幇助」『理想』692号、2014年
シュテファン・ブラウム「ルクセンブルクにおける臨死介助」甲斐克則編訳『海外の

主要参考文献

配列は登場順

序　章

森鷗外『山椒大夫・高瀬舟』岩波文庫、2002年
森鷗外「甘瞑の説」『鷗外全集』33巻、岩波書店、1974年
金城ハウプトマン朱美「森鷗外『甘瞑の説』とマルティン・メンデルゾーン「安楽死について」の比較考察」『独逸文学』60号、2016年
寿台順誠「『諦め』としての安楽死――森鷗外の安楽死観」『生命倫理』26号、2016年
寿台順誠「安楽死論事始め――森鷗外「甘瞑の説」の意義と問題点」『生命倫理』27号、2017年
Martin Mendelsohn, *Über die Euthanasie*. 1897
小野清一郎「安楽死の問題」『法律時報』22（10）、1950年
『判例時報』1530号、1995年
甲斐克則『安楽死と刑法』成文堂、2003年
甲斐克則『終末期医療と刑法』成文堂、2017年
甲斐克則編『終末期医療と医事法』信山社、2013年
甲斐克則・谷田憲俊編『シリーズ生命倫理学5　安楽死・尊厳死』丸善出版、2012年
町野朔『生と死、そして法律学』信山社、2014年
日本緩和医療学会『苦痛緩和のための鎮静に関するガイドライン　2010年版』金原出版、2010年

第1章

ペーター・タック『オランダ医事刑法の展開』甲斐克則編訳、慶應義塾大学出版会、2009年
シャボットあかね『安楽死を選ぶ――オランダ・「よき死」の探検家たち』日本評論社、2014年
シャボットあかね「安楽死を選ぶ――オランダ過去12カ月の展開」2018年4月21日、東京医科大学講演
アグネス・ヴァン・デル・ハイデ「オランダとベルギーにおける安楽死と医師による自殺幇助」甲斐克則編訳『海外の安楽死・自殺幇助と法』慶應義塾大学出版会、2015年
リュック・デリエンス「安楽死――ヨーロッパおよびベルギーにおけるスタンスと実務」『海外の安楽死・自殺幇助と法』同前
Anita Carey, Dementia patients too often being killed wrongful, Church Militant.com 2017年6月21日 https://www.churchmilitant.com/news/article/dutch-euthanasia-pioneer-disturbed-by-eroding-legal-safeguards
盛永審一郎監修『安楽死法　ベネルクス3国の比較と資料』東信堂、2016年
盛永審一郎『終末期医療を考えるために――検証 オランダの安楽死から』丸善出版、2016年

松田 純（まつだ・じゅん）

1950年新潟県生まれ．東北大学大学院文学研究科博士課程単位修得．博士（文学）．東北大学助手，静岡大学教授などを経て，現在，静岡大学名誉教授．専攻は哲学，生命倫理学．

著書『遺伝子技術の進展と人間の未来――ドイツ生命環境倫理学に学ぶ』（知泉書館，2005年）
『ヘーゲル歴史哲学の実像に迫る――新資料に基づくヘーゲル像の刷新』（知泉書館，2023年）

共編著『こんなときどうする？　在宅医療と介護　ケースで学ぶ倫理と法』（南山堂，2014年）
『ケースで学ぶ　認知症ケアの倫理と法』（南山堂，2017年）
『薬学と倫理―薬剤師に求められる生命倫理・医療倫理・研究倫理』（南山堂，2022年）

監訳 ドイツ連邦議会審議会答申『人間の尊厳と遺伝子情報――現代医療の法と倫理（上）』、同『受精卵診断と生命政策の合意形成――現代医療の法と倫理（下）』（知泉書館，2004，2006年）
『エンハンスメント――バイオテクノロジーによる人間改造と倫理』（知泉書館，2007年）
『科学技術研究の倫理入門』（知泉書館，2013年）
など

安楽死《あんらくし》・尊厳死《そんげんし》の現在《げんざい》
中公新書 *2519*

2018年12月25日初版
2023年12月20日 4 版

著者 松田 純
発行者 安部順一

本文印刷 三晃印刷
カバー印刷 大熊整美堂
製本 小泉製本

発行所 中央公論新社
〒100-8152
東京都千代田区大手町 1-7-1
電話 販売 03-5299-1730
編集 03-5299-1830
URL https://www.chuko.co.jp/

Published by CHUOKORON-SHINSHA, INC.
Printed in Japan ISBN978-4-12-102519-7 C1247

医学・医療

q1

39 医学の歴史　小川鼎三
1877 感　染　症（増補版）　井上　栄
2689 肝臓のはなし　竹原徹郎
2214 腎臓のはなし　坂井建雄
2250 睡眠のはなし　内山　真
1898 健康・老化・寿命　黒木登志夫
1290 がん遺伝子の発見　黒木登志夫
2314 iPS細胞　黒木登志夫
2625 新型コロナの科学　黒木登志夫
2698 変異ウイルスとの闘い―コロナ治療薬とワクチン　黒木登志夫
2646 ケアとは何か　村上靖彦
691 胎児の世界　三木成夫
2449 医療危機―高齢社会とイノベーション　真野俊樹
2519 安楽死・尊厳死の現在　松田　純